ウィメンズヘルスケア・サポートブック

W

女性の一生に丸ごと活かせる

体づくりで変わる
産前・産後

マイナートラブルを改善するセルフトレーニングと指導

からだクリエイトきらくかん
奥谷まゆみ
【著】

日本看護協会出版会

····· はじめに

　はじめまして。

　「からだクリエイトきらくかん」主宰・奥谷まゆみです。「からだレッスン」という整体トレーニングをしています。

　「整体トレーニング？」

　「普通のトレーニングと何が違うの？」

　そう思われるかもしれません。

　一般的な「トレーニング」は，主にシェイプアップや筋トレが目的だと思いますが，きらくかんの「からだレッスン」では，それぞれの人の体の状態を観て，姿勢改善のためのアドバイスをしたり，オリジナルのエクササイズを指導することによって，肩こりや腰痛，生理痛や気持ちの落ち込みなどの不調の解消を図ったり，「疲れにくい体」「行動力の出る体」など，自分のやりたいことができる体，送りたい人生に合った体を，つくっていきます。そのため，日常の体の「使い方」を変えていくことを重視しています。

使い方を変えて体を変える

　私たちの体をつくっているものには，２つの要素があります。

　もともと持って生まれている素の部分と，日常の使い方です。

　皆さんは，どちらの要素が強いと思いますか。

　「もともと持っているものは変えられないから，素の部分でしょう？」と思われるかもしれませんが，今の体をつくっているのはほぼ，日常の使い方です。

　たとえば，生まれつき股関節が固かったとしても，日常的にストレッチをしたり，股関節に負担をかけないように筋肉をつけたり，積極的に動かしている人は，もともとあった問題をほとんど感じないくらいに生活できるようになります。

　でも，もともと股関節に問題がなかったとしても，ほとんど動かすこ

ともなく暮らしていたら，もともと問題があった人以上に固くなって動かせなくなったり，体の重みが股関節にかかってトラブルが生じたりすることもあります。

冷え性でも腰痛でも，体質なのでもなく，腰痛になりやすい腰を持って生まれたのでもなく，冷える体の使い方をしてきた，腰痛になる体の使い方をしてきた結果でしかないのです。

勘違いしないでいただきたいのは，「体が悪くなったのは，あなたのせいですよ，あなたの使い方が悪いからですよ」と責めているのではないということです。今までの使い方によってトラブルになったのですから，使い方を変えればトラブルは解消できるんだよ，ということをお伝えしたいのです。

日常の体の使い方が今の体をつくっている。それに気がついたのは，産前・産後の妊産婦さんの整体がきっかけでした。

きらくかんも，もともとは「整体トレーニング」ではなく，施術をする，いわゆる普通の整体を行っていました。妊産婦さんの整体を得意としていたため，たくさんの妊産婦さんの産前と産後の体に施術をしながら研究してきました。

産後の骨盤は，骨盤ベルトや固定具などを使わず，施術で締めてきましたが，締めた骨盤が保つ人と，締まりづらかったり，締めても保たなかったりする人がいるのです。

骨盤が締まりづらい人や，施術で締めても保たない人には，妊娠中の生活に共通点がありました。妊娠中に安静指示が出ていて，体を動かすことができなかった人や，運動不足で，赤ちゃんを支える筋肉のスイッチが抜けている人（「筋肉がない」ではなくて，「スイッチが抜けている」という表現をした理由については，本文を参照してくださいね）だったのです。妊娠中に，足腰を使って，赤ちゃんを支える筋肉を使っていた人は，ベルトやガードルなどで固定させなくても，施術で締まりますし，保ちます。もっといえば，産後，通常の生活に戻ってからも足腰をちゃんと使ってさえいれば，施術しなくても，自然と締まってきてくれるのです。

この経験から，きらくかんは施術ではなく，エクササイズなどで日常の体の使い方を変えて不調を改善していくスタイルに変わっていったのです。

妊娠中の体の使い方が影響するのは，産後の骨盤だけではありませ

ん，出産自体もそうですし，とても大きく関わってくるのは，産後の子育て中のメンタルです。妊婦さんの体を観れば，どんなお産になるか，どんな産後の骨盤になるか，どんなメンタルで子育てが始まるのが，だいたいわかりますから，それらができるだけスムーズになるように，妊娠中の体づくりを手伝っています。

産後の骨盤よりも大切なこと

私がこの仕事を始めた20年ほど前と比べると，産前・産後のボディワークや，妊産婦さんの整体をしてくれるところはたくさん増えました。ただ，そうしたところと，きらくかんとを比べると，決定的に違うところが1つあります。それは，「目的」です。

ほとんどのところが，産後の骨盤調整や，安産に目を向けていると思います。もちろん，どちらもとても大切なことですが，きらくかんが目指しているのはもう1つ先のこと，「子育てが楽しめる体づくり」です。

この20年間，妊産婦さんを観てきて感じているのは，産前・産後，特に，産後のメンタル面のトラブルの増加が著しいということです。妊娠は，その間にどんなに不調があっても，10か月で終わります。出産がどんなにつらくても，せいぜい3日です。でも，産後の子育ては「産んでからずっと」です。

特に，初めての子育ては，わからないことだらけ。私たち現代人は，群れや集団で暮らす生活をしていないので，年代の違う人たちのことがわからない。子どもがどんなふうに育つのか，どんなことができるのか，命はどんなふうに働くのかを，日常の暮らしの中で自然と学ぶ機会があまりないことも，その一因です。

でも，そこから産後うつや育児ノイローゼなどのメンタルトラブルになる人と，そうでない人がいます。その違いは，先述のように，体を観ることでわかります。

妊娠中の体の状態を観れば，産後にメンタルトラブルになりそうか，そして，体をどのように変えていけばそれが改善できるのかといったことが，もうわかっています。赤ちゃんとのやりとりでわからないこと，思いどおりにならないことがあっても，メンタルが追い込まれない体は，妊娠中からつくることができるのです。

そして，素晴らしいのは，子育てを楽しめるような体づくりを妊娠中に行っていれば，結果的にお産はスムーズになり，産後の骨盤の回復も

スムーズになるということです。

　この本では，そうした，体とメンタルの関わりについても触れていきたいと思っています。

体への信頼感

　私たちが妊産婦さんに不調改善ためのエクササイズや体の使い方を伝えていくときに意識していることがあります。

　それは，ただやり方を教えるのではなく，体に対する信頼感を持ってもらえるように指導することです。

　「不調は自分で改善できるんだ」「体は自分でつくっていくことができるんだ」という自分の体への信頼感は，これから始まる子育てをとても楽にしてくれるのです。

　特に，初めての子育ては，誰でも戸惑うことばかり。でも，妊娠中に自分で体づくりをして，骨盤ベルトなどがなくても赤ちゃんは支えられたし，産後の骨盤も締まることができた，というような経験をすれば，自分の体に対してだけでなく，子どもの育ちゆく命や体に対しても信頼が持てるので，余計な不安が減ります。

　「産ませてもらう」という依存的な姿勢の妊婦さんがとても多いという話を産婦人科の先生や助産師さんからよく聞きますが，先生も助産師さんも，主役ではなく，「サポーター」ですよね。出産の主役はあくまでも赤ちゃんであり，次にお母さんです。

　そして産後は，「身のまわりのことを手伝ってもらう」「お産の疲れを癒してもらう」「母乳が出るようにしてもらう」「骨盤を整えてもらう」などなど，「してもらう」ことに特にハマりがちです。

　産褥期のお手伝いはとてもありがたいものですが，病気でもないのにあまりにも至れりつくせりされていると，「自分は何もできない人」のような気持ちにもなってきてしまうのです。産後ケアの経験から「お手当て好き」になっていく人も多いですが，お手当てが必要なほど，体が大変な状態になることって，人生に数回しかないはずです。それなのに，そうではないときにお手当てをしてもらうと，お手当て依存になりやすいのです。

　さらに，「私はいつも手当てが必要な弱い存在」という意識のまま子どもに接していると，自分だけでなく，子どももにもそんな意識が植えつけられてしまうこともあります。子どもに対するお手当ては，スキンシップを通した楽しいコミュニケーション，という気持ちで行ってほしいと

思っています。

　産前・産後に必要な体の働きも，子どもの「育つ力」も，私たちはすべて持って生まれています。その働きを見失いそうになったときに，自分で体づくりをしたことを思い出してほしいと願いながら，日々，さまざまな体と向き合っています。

　この本では，こうしたこれまでの経験をもとに，産前・産後の体に焦点を絞って，私たちがどのような点に注目して体を観，それぞれの状態・症状に合わせてどのような指導やアドバイスを行っているのかを紹介しながら，快適に過ごせる体づくりのヒントをお伝えします。

　イラストや写真を豊富に取り入れたほか，エクササイズの実際の動きや速度，リズムなどをお伝えできるよう，**解説・実演動画**も作成しました（本文中に掲載している QR コードから，動画サイトにアクセスできます）。

　妊産婦さん自身のセルフケアにはもちろんのこと，妊産婦さんのケアに従事する，助産師さんをはじめとする専門職の方々にも，お役立ていただけると幸いです。

2020 年 6 月

奥谷まゆみ

● 本書で紹介しているいくつかのエクササイズでは，テニスボールを使用していますが，「タオルボール」でも代用できます。

〔タオルボールの作り方〕
① フェイスタオルを二つ折りにし，さらに四つ折りにします（厚手のタオルであれば三つ折り）。
② 固めにくるくると巻きます。
③ 荷造り紐などで，きつめに縛ります。直径 7~8 cm くらいになるようにつくると使いやすいです。

目 次

· · · · · · · · · · ·
c o n t e n t s

第1章 ..... 産前・産後に大切なのは「支える筋肉」

1.1 一番大切なのは「支える」こと

産前・産後には，さまざまなトラブルがあります。

つわりに始まり，切迫流産や早産，腰痛やむくみ（浮腫）……。私たちのところに相談に来る妊産婦さんの不調もさまざまです。それぞれの不調に合った対処をしていますが（詳しくは，第2章でお話ししますね），実は，どんな不調であっても改善できる方法が1つあるのです。

それは，「お腹の赤ちゃんや骨盤，内臓を支える筋肉の使い方」を教えてあげることです。

産前・産後のさまざまなトラブルは，骨盤や背骨がお腹の重みで傾きすぎたり，赤ちゃんや内臓が下がって，血流が悪くなったりすることで起きているのがほとんどなのです。

人間を1人（あるいはそれ以上），お腹の中に入れたまま生活するのですから，それを支えるというのは，いくら赤ちゃんが小さいとはいえ，やはり大変なことなんですよね。

1.2 お腹の赤ちゃんを支えているのは「骨盤」じゃない

まだ，施術を行う，いわゆる普通の整体をしていたころ，産前・産後にきらくかんを訪れる人たちのほとんどが，「骨盤を整えてほしい」というのがその目的でした。

世間には，「女性の体の要は骨盤」「産前・産後に大切なのは骨盤」という情報がたくさん。実際，私自身も『女力は骨盤力』『骨盤育児』などなど，「きらくかんといえば骨盤」と思われかねないほど，「骨盤」というタイトルがついた本をたくさん執筆してきましたが，実は正直にいうと，ずっと違和感をおぼえていました。

確かに私たちは，骨盤をとてもていねいに観察します。

骨盤の傾き，緩みや引き締まり，左右差などなど。

でもそれは，骨盤が大切だから，というよりも，骨盤が体の観察ポイント，チェックポイントになっているから。骨盤の状態を観ることで，その中の状態や，その人の体の使い方の癖がわかりやすいからなのです。

骨盤はていねいに観察するけれども，骨盤を変えようとは思っていない。ここが，ほかの整体と大きく違うところかもしれません。

妊娠中の骨盤の役割は何でしょう？

一番は，赤ちゃんの入った大きな子宮を守る，大きなお部屋という役割だと思います。ただ，「お部屋」ではありますが，赤ちゃんを支えているわけではないのです。赤ちゃんを支えているのは，骨盤ではなく，体幹にある筋肉，これらが力を合わせて支えているのです。

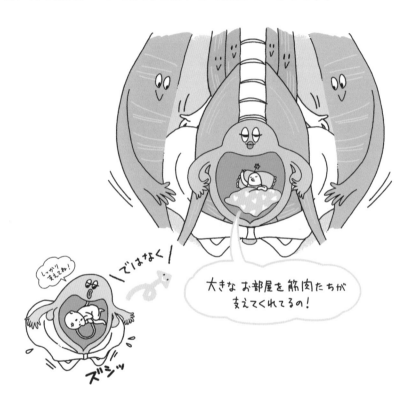

たとえば，産前・産後に腰痛がある人は，骨盤がおかしくなったのではなくて，この「支える筋肉」がうまく使われていないために，重みがどっかりと骨盤にかかってしまい，骨盤が傾いてしまったり，広がりっぱなしになってしまったりしているのです。背骨や骨盤には神経が通っていますから，赤ちゃんの重みで骨盤に負荷がかかりすぎれば，痛みを感じるようになってしまうというわけです。

産後の骨盤を回復させてくれるのもこの「支える筋肉」です。この筋肉を使わないで，骨盤を調整しても，また戻ってしまうか，もしそのま

まキープできたとしても，骨盤まわりの靭帯や筋肉が固まって，動きの悪い締まり方になってしまいます。

　産前・産後に必要なのは，骨盤調整でも骨盤矯正でもなくて，お腹の赤ちゃんや骨盤，内臓を支える筋肉を適切に使えるようにすることなのです。

1.3　骨盤底筋の誤解

　産前・産後の骨盤とセットで重要視されることが多いのが，骨盤底筋です。どうして骨盤底筋が産前・産後に大切だと思いますか。
「骨盤を支えているから」
「赤ちゃんを支えているから」
「膣を締めて，赤ちゃんが下がらないようにする筋肉だから」
「おしっこを止めて，尿漏れしないようにするから」
「骨盤を締めてくれるから」
　こんなふうに認識されていることが多いようなのですが，実はこれ，すべて誤りです。

　骨盤底筋とはその名のとおり，骨盤の「底」ある小さな柔らかい筋肉たちの総称です。その筋肉たちの間には，女性の場合，尿道・膣・肛門という3つの穴があいています。

　考えてみましょう。
　柔らかくて小さな穴だらけの筋肉に，赤ちゃんや内臓や骨盤が支えられるでしょうか。無理ですよね。
　ちょっと考えればわかることなのですが，私も昔は気がつきませんでした。世の中の大半の認識と同じように，骨盤底筋が緩んでいるから赤ちゃんや内臓が下がって，骨盤も傾いてしまう。だから，骨盤底筋を締め上げればいいと思い込んでいました。
　ところが，実際にちゃんと体を観察してみると，骨盤底筋が本当に緩んでいるのは，産後すぐのごく限られた人たちだけで，ほとんどは，骨盤底筋がむしろ縮んでいる人ばかりだったのです。
　尿漏れについても誤解があります。おしっこを止めているのは，正確には骨盤底筋ではなく，骨盤底筋から膀胱に向かってつながっている尿道にある尿道括約筋という筋肉です。尿漏れのある人は，膀胱が下垂していて，尿道が短くなってしまっています。尿道が短くなると，尿道括約筋はうまく働くことができません。

つまり，尿漏れを改善したかったら，骨盤底筋を締めることよりも，「支える筋肉」を使えるようにして，膀胱を持ち上げ，尿道を伸ばして，尿道括約筋を使いやすくすることが必要なのです。

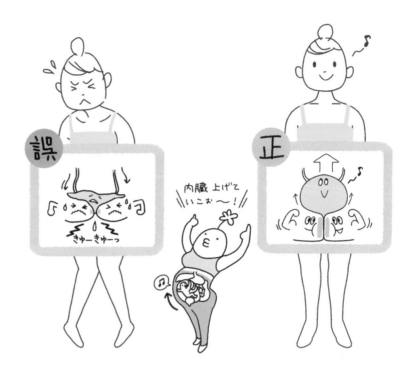

　では，骨盤底筋の本当の役割は何でしょう？
　「支える筋肉」を使うために，とても大切な仕事を担ってくれているのです。この後，詳しく説明していきますね。

1.4　支える仕組みを知ろう

　妊娠中の体は，どうやってお腹の赤ちゃんを支えているのでしょうか。
　お腹の赤ちゃんや内臓，そして骨盤は，体中の筋肉や骨格たちのチームプレイによって支えられています。その中心となっているのが，体の内側にある筋肉，インナーマッスルです。
　重たくて大きなボールのような子宮や内臓をインナーマッスルで押し挟むようにして支えています。そうすることで，骨盤は傾くこともなく，広がりすぎることもなく，正常な位置にいることができるのです。
　支えるためのインナーマッスルには，大きく分けて次の3つのグループがあります。

- 脊柱起立筋グループ
- 腹筋グループ
- 骨盤底筋グループ

　メインで働くのは，脊柱起立筋グループです。

　呼吸の吐く息，つまり，体の中の空気を口や鼻へと押し上げる動きや，背筋を伸ばす動きとともに，下から上に伸びる動きのある筋肉です。その「下から上に伸びる」動きを使って，内臓を上に持ち上げます。できるだけたわまないように，これら筋肉を1列に整列させることで，支える働きができるようになります。

　詳しくは，この後の「支える筋肉」の使い方ルールのところ（1.5節）で説明します。

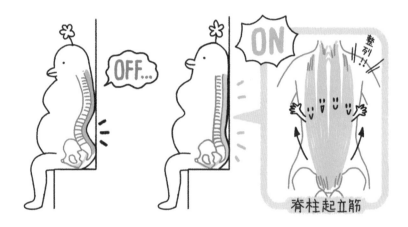

　腹筋グループは，脊柱起立筋グループのサポート役です。

　肋骨から下の体幹の前面には骨がありません。だからこそ，妊娠したときにお腹が膨らむことができるわけですが，一方で，骨がないために内臓は前に出やすくなります。内臓が前に出ると，背骨がたわみ，「支える筋肉」たちが1列に整列しづらくなります。腹筋グループの仕事は，これを防ぎ，「支える筋肉」が整列できるようにすることです。つまり，特別な目的でもない限り，それ以上に腹筋を鍛える必要はない，ということなのです。

　さらに，背筋を伸ばして，後ろに少し寄りかかるように重心を背中側に乗せると，意識して腹筋を使わなくても自然と腹筋は伸び，内臓を押さえる働きをしてくれます。こうした腹背筋の使い方のバランスをつかむことが，「支える筋肉」を楽に使えるようになるコツです。

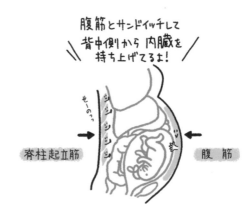

腹筋とサンドイッチして
背中側から内臓を
持ち上げてるよ!

脊柱起立筋　　腹　筋

　3つ目は，骨盤底筋グループです。

　この中でメインのように思えるグループですが，一番仕事は少ないです。先ほども少し触れましたが，骨盤底筋の仕事は「締める」ことではありません。その名のとおり，骨盤の下（底）に敷かれることが一番の役目です。呼吸とともに働く筋肉なので，息を吸ったときに下がり，吐いたときに上がります。脊柱起立筋グループと連動して動きますが，あまり意識して使おうとすると，かえって連動が切れてしまいます。

　これも，使い方ルールのところ（1.5節）で詳しく説明します。

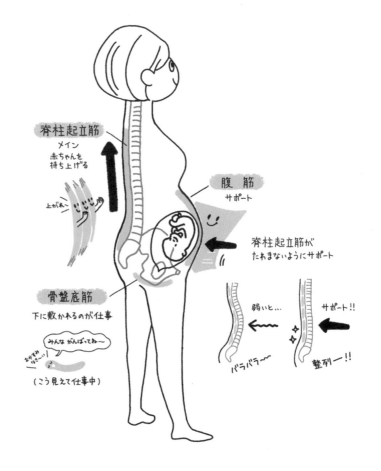

脊柱起立筋
メイン
赤ちゃんを
持ち上げる

腹　筋
サポート

脊柱起立筋が
たれまないようにサポート

骨盤底筋
下に敷かれるのが仕事

みんな がんばってね〜

（こう見えて仕事中）

弱いと…　　サポート!!

バラバラ〜　　整列ー!!

　「支える筋肉」の最大の特徴は,「昨日まで使えていなくても,コツさえわかれば今日から使えるようになること」だと思います。

　腕や脚の筋肉や腹筋や背筋など,私たちが触れることのできる,アウターマッスルと呼ばれる筋肉は,衰えてしまうと小さくなり,使えるようにするためには,数週間かけて鍛えて大きく育てる必要がありますが,インナーマッスルは違います。使わないと少し縮むことはありますが,体の中にあるので,もし鍛えることで大きくなるとしたら,体から溢れ出てしまいますから,大きさは変わりません。

　「数週間かけて育てる必要がない」ということは,言い換えると,コツさえつかめば,これまで使えていなくても,すぐに使うことのできる筋肉,鍛えるのではなく,スイッチを OFF から ON にするだけでいい筋肉であるということです。

　そのため,「支える筋肉」を使えるようにするエクササイズには即効性があり,きらくかんに来る妊婦さんでも,レッスン前は大きなお腹に引っ張られて苦しかったのに,帰りにはもうラクラク歩けるようになっている,ということがよくあります。

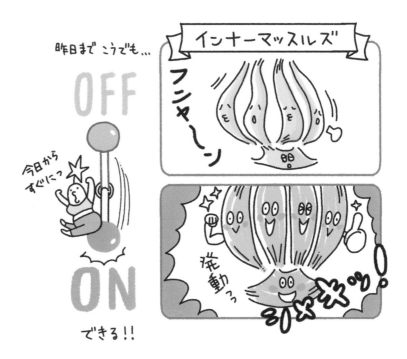

　「支える筋肉」は,使い方のコツがとても大切です。それができていないと,うまく効かせることができません。そのため,本章ではちょっと細かく,使い方のルールを説明します。

妊産婦さんのケアに当たる立場の方でしたら，妊産婦さんに指導するときに，うまくできているかどうか，あるいは，どこがうまくできていないのかを確認するための参考にしてください。

video 「支える筋肉」の使い方Part 1：姿勢

ルールその1：骨盤底筋を下に敷く

「支える筋肉」は，各部を所定の位置に置くことで働くようになるのが特徴です。その一番基本になるのは，骨盤底筋を骨盤の底に敷くこと。その名前のとおり，骨盤の底に敷かれるためにある筋肉だからです。
「骨盤底筋を底に敷く」は，座る姿勢で確認できます。

実際にやってみましょう。
少し座面が硬めの椅子で行うとわかりやすいです。鏡や窓の前など，自分の姿が横から見えるところに椅子を置いて，体の状態を確認しながら行ってみてください。
まずは，ちょっと腰を丸めて座ってみましょう。お腹の力を抜いて座ると，自然と腰が丸まるはずです。骨盤底筋は下ではなく，前面を向いているようになると思います。
そこから，頭を上げて背筋を伸ばしながら腰を起こしていくと，坐骨が立って，椅子の座面に坐骨のてっぺんのとんがりが当たる感じがすると思います。この坐骨の山を，腰を少し反らせるようにして越え，膣が座面についた状態が「骨盤底筋を底に敷いた状態」です。

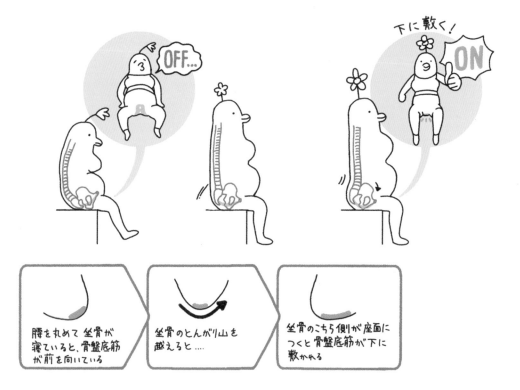

腰を丸めて坐骨が寝ていると，骨盤底筋が前を向いている

坐骨のとんがり山を越えると……

坐骨のこちら側が座面につくと骨盤底筋が下に敷かれる

たぶん，自分の感覚としては，そっくり返っているように感じる人が多いと思いますが，実際はどうなっているか，鏡や窓に映った自分の姿を見てみてください。背中がきれいに伸びているのがわかるはずです。

　実はこの「自分の感覚と実際との差」というのが，体づくりの落とし穴です。特に，「支える筋肉」は所定の位置にきちんと置くことでスイッチが入るので，自分の感覚だけで行うと，ズレが生じていることに気がつかないことがよくあります。エクササイズや姿勢を指導する立場であるときにも，この点を確認しながら行ってください。

　骨盤底筋を下にしても，すぐ腰が後ろに落ちて，骨盤底筋が前を向いてしまう人や，骨盤底筋を下にすると体が前に持っていかれてしまう人は，骨盤底筋の縮みが強い人たちです。

　しっかりと骨盤底筋を伸ばして底に敷けるようにする方法を紹介します。

　骨盤底筋の中でも縮みやすいのが会陰部です。会陰部を伸ばすと，骨盤底筋が自然と下になってくれます。また，このエクササイズは会陰を柔らかくしてくれるので，出産が近くなった妊婦さんに最適です。

video テニスボールの
骨盤ストレッチ

テニスボールの会陰ストレッチ

① テニスボールを肛門のちょっと前（肛門にややかかるような位置）に当たるようにして，ボールの上に座ります。

② 左右のお尻の肉を外にかき分けるようにして，脚は大きく開き，しっかりとボールが当たるようにします。

③ ボールの上に自分の頭の重さが乗るように，背筋を伸ばします。恥骨が座面につくくらいに，腰はやや反り気味にします。頭が前に出ないように注意しましょう。

④ まずはボールに体重を乗せて，その重さで会陰を伸ばします。ゆっくりと深呼吸をし，吐きながら体の力を抜いて，ボールに体の重みを委ねます。

⑤ 体の緊張が抜けて，少し余裕ができたら，小さく前後に腰を動かしてみましょう。おへそをつん，つん，と前に突き出すイメージです。10回くらい行ったら，今度は左右に小さく揺れてみましょう。左右の坐骨の内側にコンコン，と当てるイメージです。こちらも10回くらい行います。

⑥ ボールの位置を少し前にずらします。膣にかからない，すぐ後ろぐらいです。そこで②〜⑤と同じ動きをします。

＊痛くてがまんできない，痛みで体がガチガチに緊張してしまう，という人は，ボールをタオルでくるんだり，柔らかい軟式のゴムボールに変えるか，座面が柔らかい椅子で行いながら，少しずつ伸ばしていきましょう。

また，妊婦さんの場合は，出産が近くなってから行いましょう。あまりにも痛くてお腹が張ってしまうときは中止してください。

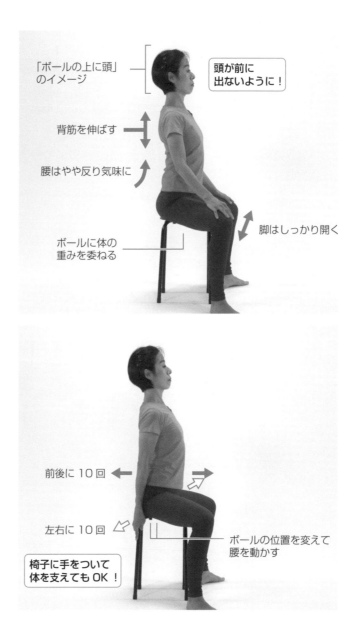

「ボールの上に頭」のイメージ

頭が前に出ないように！

背筋を伸ばす

腰はやや反り気味に

脚はしっかり開く

ボールに体の重みを委ねる

前後に10回

左右に10回

ボールの位置を変えて腰を動かす

椅子に手をついて体を支えてもOK！

終わったら，一度立ち上がってボールを外し，何も意識せずに座ってみてください。骨盤底筋がしっかり広がり，座面上に「敷かれている」感覚がわかると思います。無理をしなくても腰が立ち，背筋がすっと伸びて，とても気持ちのよい感覚があります。

　「支える筋肉」は，使い方によって，支える強さの程度を変えることができるのですが，骨盤底筋を広げて底に敷くだけで，もう支えるスイッチの「弱」が入ってくれるのです。これが骨盤底筋の最大の役割です。

　ここで，ちょっと面白い実験をしてみましょう。まず，
　（a）骨盤底筋を下に敷いて腰を立てた状態で，
　（1）バンザイを何度かする
　（2）目玉をぐるぐる回す
という動きをやってみてください。次に，
　（b）腰を少し丸めて，会陰を前に向けるような姿勢になり，もう一度，（1）と（2）の動きをやってみてください。
　動きの違いがわかりましたか。
　（a）骨盤を立てた状態でバンザイをすると，腕がとても軽く，楽に上がるのに対し，（b）腰を丸めると，腕が重く，真上に上げるのも大変になるのがわかると思います。これが，「支える筋肉」がONになっているときと，OFFになっているときの違いです。
　目玉を回す動きにも違いが感じられたと思います。（a）では滑らかに丸く動かせたのが，（b）ではところどころ引っかかって，カクカクした回し方になりませんでしたか。これも，「支える筋肉」のON/OFFの違いから来るものです。ONになると，内臓や骨盤だけでなく，重たい頭もしっかり支えてくれるので，眼筋の動きまでスムーズになるのです。
　デスクワークでは，肩こりや目の疲れが起こるのは仕方ない，と思われがちですが，デスクワークのせいではなく，座り方の問題だったのです。
　骨盤底筋の縮みが強い人ほど，この【会陰ストレッチ】はかなり強い痛みがあると思います。でも，だからこそ，行ってほしいエクササイズです。
　先ほど，会陰部は骨盤底筋の中で最も縮みやすいとお話ししましたが，その一方で，会陰は，赤ちゃんの頭を出せるくらい，おそらく体の中で一番柔らかく伸ばすことのできる筋肉です。テニスボールの上に座ったくらいで，切れたり，傷めたりすることはありませんので安心して行ってください。

ルールその２：背面の「支える筋肉」たちを１列に並べる

「支える筋肉」の主役は，骨盤や背骨から伸びる，背面側のインナーマッスルです。一つ一つの筋肉はそんなに大きくありませんが，それらがまるで手をつなぐように，力を合わせてお腹の赤ちゃんや内臓，骨盤を支えてくれます。

この筋肉たちが手をつないで協力し合えるためのルールが「１列に並べること」です。簡単にいえば，背筋をまっすぐに伸ばす，ということになります。骨盤底筋を底に広げて敷くと，自然と背筋が伸びますが，さらにまっすぐに並べることを意識するために，椅子を壁にくっつけて，背中を壁につけてまっすぐにしてみましょう。

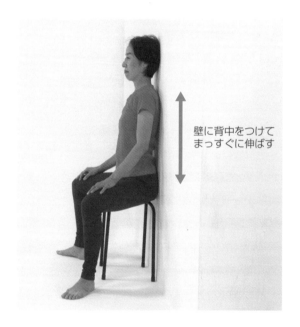

壁に背中をつけて
まっすぐに伸ばす

人間の背骨には自然なＳ字カーブがありますから，腰の裏ががほんのり壁から離れるのは問題ありませんが（感覚として「まっすぐ」に伸ばします），大きく離れてしまう場合は，骨盤底筋が縮んでいるか，または日常の体の使い方で背骨にたわんだ癖がついている可能性があります。

背骨のたわみをとる方法を紹介します。

▶ video　テニスボールの背骨リセット

テニスボールの背骨リセット

　まず，仰向けで寝てみましょう。背中が沈むような柔らかい布団の上ではなく，硬い床の上に寝てみてください。床から体が浮いているところを感じてみましょう。

　背骨は1本の棒ではなく，真珠のネックレスのようなものなので，普段，腰や背中が丸まっていても，体が固まっていなければ，仰向けで寝たときには丸みがとれて，背骨と肩甲骨が全部がぺったりと床につきます。ところが，体が固まってしまうと，仰向けに寝ても丸みがとれず，床と背中に隙間があいているところができてしまうのです。

　肩甲骨は床についていますか。もしついていなかったら，肩甲骨を床につけて，背骨の浮いているところを調べてみてください。

　背骨の浮きが大きいと，床についているところだけで体を支えるために，寝ている間に体が疲れやすく，眠りが浅くなったり，朝から疲労感をおぼえたりするようになってしまいます。

　これがひどくなると，仰向けで寝られなくなり，いつも横を向いて丸まって寝るようになってしまいます。私たちの体は24時間，重力によって地球に引っ張られているため，体がたわんでくるのですが，仰向けで一晩寝ている間にそれがリセットされています。ところが，仰向けで寝られなくなると，たわみがリセットできなくなり，体に蓄積されてしまうのです。

① 仰向けに寝て，膝を立てます。

② おへその裏辺りの背骨の脇，2〜3cmのところ（左右どちらからでも）に，テニスボールを入れます。

③ ボールを入れた状態で2〜3回，深呼吸します。吐く息とともに体の力を抜いて，体が緩んでいくのをイメージしながら行うと効果的です。

④ ボールを首方向に向かって1cm上に移動し，ここでまた2〜3回，深呼吸。これを首の根元まで繰り返し続けます。

⑤ 反対側の背骨のキワも同様に行います。

⑥ 左右終わったら，ボールを外して，膝を伸ばし，手を頭の上に上げて伸びをしましょう。爪先を伸ばすのではなく，かかとを突き出すように伸びをすると，背面が伸びます。また，ゆっくり，やさしく，長く息を吐きながら伸びをすると，体の奥の筋肉も伸びてきます。3回くらい，行いましょう。

＊背骨の曲がりが強く，固まっている人はかなり痛いと思います。痛い
場合は，腰を反らせる（上に持ち上げる）ようにすると，ボールに体
の重みがあまり乗らなくなるので楽になります。それでも痛い人は，
布団の上で行うか，ボールの下，そして背骨とボールの間にタオルを
挟むと当たりがソフトになります。

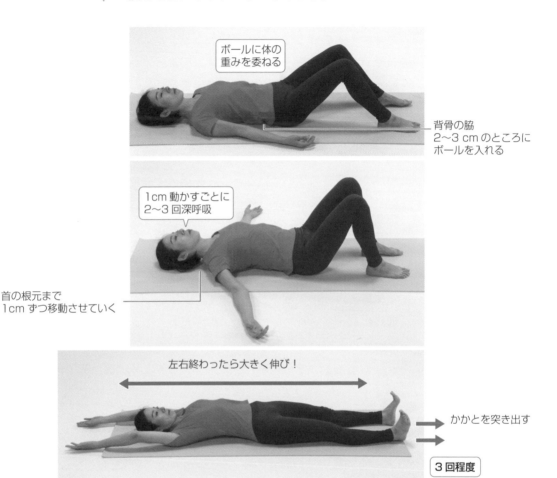

ボールに体の
重みを委ねる

背骨の脇
2〜3cmのところに
ボールを入れる

1cm動かすごとに
2〜3回深呼吸

首の根元まで
1cmずつ移動させていく

左右終わったら大きく伸び！

かかとを突き出す

3回程度

終わったら，仰向けに寝たときの体の感じを味わってみましょう。行
う前と比べると，背面がぺったり床についている感じがわかると思いま
す。また，ベッドや布団に寝てみると，まるでベッドや布団に吸い込ま
れるような，何ともいえない心地よさが感じられると思います。寝る前
にこれを行うと，日中，重力に引っ張られてたわんだ背骨が伸び，眠り
が深くなり，目覚めがとてもよくなります。

ルールその３：脚と連動させる

「支える」という言葉は，皆さんにとってどういう動きを想像させますか。縁の下の力持ちのように，下がってこないように下で支えるイメージでしょうか。

1.4節で，「支える筋肉」は，お腹の赤ちゃんや内臓を挟むようにして持ち上げる，と説明しました。つまり，「支える」という動きは，「下から上に持ち上げる」という動きであるといえます。

「支える筋肉」は体幹にありますが，「下から上」という筋肉の動きを脚に手伝ってもらうと，とても使いやすくなります。私たちの日常の中によく出てくる「立ち上がる」という動きは，この「下から上に上がる」動きです。これに「支える筋肉」を連動させていきます。まずは，筋肉のつながりを意識して動く練習をしてみましょう。

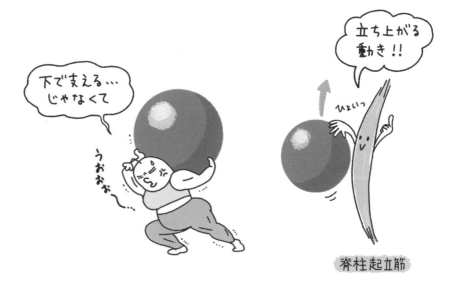

① ルールその１の要領で，骨盤底筋を下にして座ります。椅子を壁にくっつけて置いて，腰から頭までをぴったり壁につけて座り，脚は，踏ん張りやすいように開きます。

② しっかり踏んで，腰から頭までを壁にぴったりつけたまま，椅子からお尻を浮かせて，立ち上がってみましょう。その際，背中が浮いたり，頭が浮いたり，お尻が離れないように，するするーっと立ち上がれるよう練習しましょう。

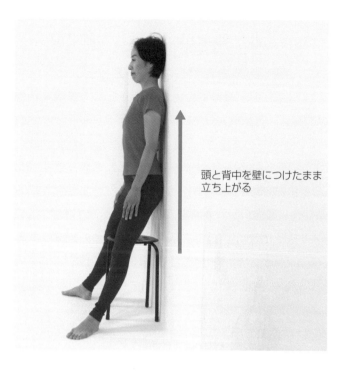

頭と背中を壁につけたまま
立ち上がる

　立ち上がる瞬間に，骨盤の角度が変わっていないか確認します。

　「骨盤底筋を下にする」というルールは常に基本です。立ち上がる瞬間に，くいっと腰を丸めるようにして骨盤底筋が前を向いてしまう癖のある人がいるので，そうなっていないかを観ながらやってもらいます。

　腸骨から股関節のところを自分の手で軽く押さえるようにした状態で立ち上がってもらうと，骨盤の角度が変わったのがわかりやすいし，本人も「角度を変えない！」という意識を持ちやすくなります。

ルールその4：肩を上げない

　「支える筋肉」は，体を縦に走る3本のラインを意識するとうまく使えます。真ん中にある背骨のライン（イラストでは赤の矢印），その両側にある，肩甲骨のライン（灰色の矢印）です。背中をこの3つのラインで分割して考えます。

　真ん中のラインと両側のラインは，逆方向の動きをするようにできています。真ん中が上がると，両側が下がり，両側が上がると，真ん中が下がります。内臓を上に引き上げてくれる筋肉があるのは，背骨沿いの真ん中の部分です。つまり，いつも肩が上がっている人は，この部分が

下がってしまう，インナーマッスルや内臓を支える筋肉のスイッチが抜けてしまうのです。ルールその3で行った，壁に背面をつけて上に立ち上がる動きも，肩から動くと，「支える筋肉」は働きません。

立ち上がる前に一度肩を上げてストンと落として腕を脱力し，誰かに頭のてっぺんから吊り上げてもらうようなイメージで立ち上がってみましょう。

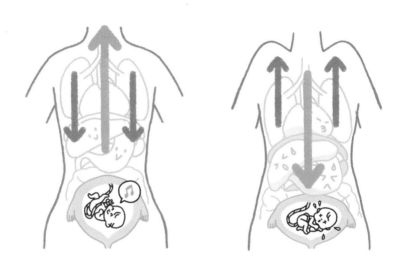

ルールその5：胸で持ち上げない

ルールその4を意識して肩を上げないようにすると，今度は胸で持ち上げるように立ち上がる人がいるかもしれません。「支える筋肉」は背中側にあるのに，そうしてしまうと，体の前側を使ってしまうことになり，うまく働きません。胸で持ち上げるタイプの人は，壁から頭や肩が浮いていたり，背中の反りが強くて，腰と壁の間に隙間が大きくあいていたりすると思います。背中を壁に押しつけるくらいのつもりで，しっかりと壁に寄りかかるようにして立ち上がると，胸の力が抜けます。

また，立ち上がるときに，親指側で踏ん張ると体の前側の筋肉を使ってしまうので，小指側，つまり，小指からかかとにかけてのラインを踏むようすると，背面側の筋肉が使いやすくなります。

背中側の「支える筋肉」が使えるようになると，肩や胸や腕など，上半身の余分な力が抜けて，体が楽に使えるようになります。

ルールその6：首を伸ばす

　骨盤底筋を下に敷いて，背筋を伸ばすだけでスイッチの入る「支える筋肉」ですが，ここからは，スイッチの強度を上げていきます。

　壁伝いに立つときの力の入れ方，つまり，しっかり踏んで肩や胸を下げて立ち上がる，という力の入れ方はそのままで，「立とうとしたら，椅子にお尻がくっついていて離れない！」という動きをしてみましょう。

　「ぐっと踏んで上に伸びる」動きを，立ち上がらずに，「首の後ろ側を伸ばす」動きにする，というイメージです。誰かに頭のてっぺんから吊り上げられているけれど，椅子からお尻は離さない，というイメージでもいいでしょう。

　「首の後ろ」というのは，背骨です。首は背骨の中で一番たわみやすいところです。踏む力を使って首の後ろを伸ばすと，「支える筋肉」全部のスイッチが入ることになります。

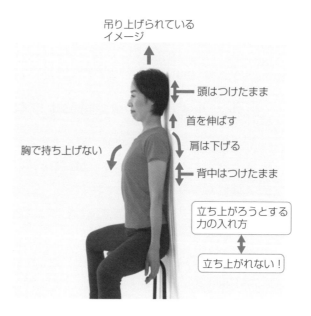

吊り上げられている
イメージ

頭はつけたまま

首を伸ばす

肩は下げる

背中はつけたまま

胸で持ち上げない

立ち上がろうとする
力の入れ方

立ち上がれない！

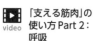

「支える筋肉」の
使い方Part 2：
呼吸

ルールその7：呼吸を使う

　ルールその6まででは，「姿勢」に関する「支える筋肉」の使い方を説明してきました。ここからは，さらに体の芯に近い筋肉たちを総動員させてみましょう。

　どうやって筋肉たちが，重たい内臓やお腹の赤ちゃん，骨盤を引き上げてくれるのか。その「下から上に」という方向の筋肉の働きはどうし

てできるのか。そのカギは「呼吸」にあります。

　私たちが普段息を吐くときには，肺の中にある空気を筋肉が上へ上へと押し上げて，口や鼻から出しています。その「上へ上へ」と空気を押し上げる筋肉が，お腹の赤ちゃんや内臓を持ち上げ，骨盤を所定の位置に維持させてくれているのです。

　「支える筋肉」を1列に並べて，呼吸さえしていれば，特別なエクササイズをしなくても——つまり，お腹の張り（腹部緊満）が強かったり，子宮頸管が短くなって安静指示が出たりしている妊婦さんでも，赤ちゃんを持ち上げて子宮頸管を長くすることは可能なのです。

　この呼吸にも，コツがあります。

　皆さんは，「息を吐く」ことをイメージして，その息の方向に矢印をつけるとしたら，どんな方向につけるでしょうか。

　ほとんどの人が下に向かう矢印「↓」を描くのではないでしょうか。なんとなく，「息は下に吐いているもの」というイメージがあるのです。でも，そのイメージで呼吸をすると，腹圧を下にかけてしまい，かえって内臓や赤ちゃんを押し下げてしまいます。

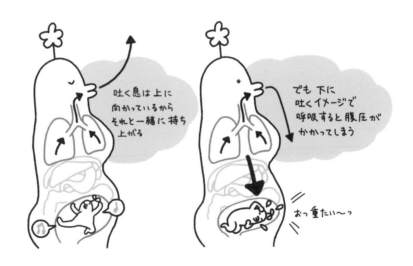

　腹圧を下にかけず，息と一緒に赤ちゃんや内臓，骨盤を持ち上げることができる，3つのコツを紹介しましょう。

コツ1：やさしく，細く，長く吐く

　まず，呼吸の「強さ」を練習しましょう。体を支えてくれる筋肉たちの一つ一つは小さい筋肉で，それらがドミノ倒しのようにつながって力を発揮してくれます。

電気のスイッチを入れるように，いっぺんにONになるわけではないのです。細く，長く，息を吐いている間に，背骨沿いの筋肉たちが下から上へ順番に手をつないでつながってくれる，とイメージしてみてください。また，このやさしい筋肉たちは，力むとそこで途切れてしまって，手をつないでくれません。少し口をつぼめて「ふ」の形にし，やさしく，細く，長く，息を吐く練習をしましょう。特に吐き始めをソフトにすることがコツです。

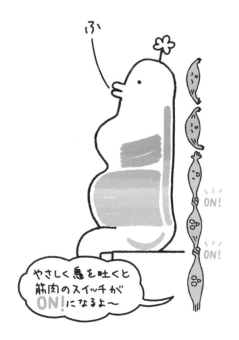

やさしく息を吐くと
筋肉のスイッチが
ON！になるよ～

コツ2：天井に向かって吐く

先ほども述べたように，吐く息は下に向かっているという意識を持ちがちです。上に向かって吐く練習をしましょう。顔を上に向け，天井に向かって，クジラの潮吹きのようなイメージで息を吐いてみましょう。ただし，クジラのように勢いよく吹くのではなく，コツ1で説明した，「やさしく，細く，長く」を忘れずに。お腹に手を当てながら行うと，お腹の下の方，恥骨のすぐ上辺りが，吐く息とともに自然と薄くへこんでいくのが感じられると思います。もし逆に，膨らんだり，おへそよりも上がへこんでいたりしたら，腹圧が下にかかっているということです。呼吸の力を弱くして，やさしく，体の中の空気が天井に向かって全部出ていくのをイメージしながら行ってください。

この呼吸に慣れたら，正面を向いて同じようにやってみましょう。

コツ3：声を使う

　今度は，声を出しながらやってみましょう。声を，「フーウーーー」と，低いところから高いところへと1オクターブくらい上げながら出すと，声が上がるのと一緒にお腹の中の筋肉も上に持ち上がります。低い音で「フー」，高い音で「ウー」と切らずに，低い音から高い音へ，坂道を上がるようにつなげるのが重要です。高い音のときに裏声になるくらいにした方が，よく上がります。

　以上3つのコツを合わせてやってみましょう（声の大きさなどは，動画 で確認してください）。

ルールその8：肛門を引き上げるのは最後

　さて，呼吸に慣れたら，ルールその6で紹介した，首を伸ばす動きと合わせてやってみましょう。

　踏み込んで首の後ろを伸ばしてから，「フーウーーー」と細く，長く，声を出していきます。一度にするのではなく，踏み込んで，首の後ろを伸ばしてから，声を出すことがコツです。

　そして，「フーウーーー」の高い音の「ウー」を言い始めてから，肛門／膣の奥を軽く引き上げてみましょう。「きゅっ！」と締めるのではなく，肛門のちょっと上を「ヒューウッ」とゆっくり引き上げるようにするイメージです。

　骨盤底筋のエクササイズでよく出てくる，「肛門を締める」「膣を締める」「会陰を締める」という表現は，かえって「支える筋肉」のスイッチをOFFに導いてしまいます。「支える筋肉」は，強い使い方をすると，そこでスイッチがOFFになってしまうからです。

　また，「締めよう」とすると，たいていの人はお尻の大きな筋肉（大殿筋）を使ってしまいますが，これも「支える筋肉」の特徴・使い方ルールの一つで，外側の大きな筋肉を使うと，スイッチが抜けてしまうのです。

　また，股関節を使って締めようとする人も多いですが，そうすると骨盤底筋が縮み，骨盤も前や後ろに傾いてしまう，つまり，ルールその1が抜けてしまいます。ルールその1が抜けると，「支える筋肉」はうまく使えません。まずはルールその1が基本にあり，その上にルールその2があって，その3があって，……と，ルールを積み重ねて使うことが大切なのです。

　肛門を引き上げるのは最後。実は，なくてもいいくらいのことです。

ルールその6までちゃんとできていれば，意識しなくても自然と引き上がるからです。

▼ 指導する人はここをチェック！

ルールその1から順番に着実に積み上げることが何よりも大切です。一つ一つが正確にできているかを確認しましょう。

---

column 骨盤ベルトとの付き合い方

きらくかんに来る妊産婦さんからも，「骨盤ベルトはした方がいいですか」という質問をされることはすごく多いです。

私は，「必要に応じて使うといいよ」とお答えしています。

骨盤ベルトにもいろいろな種類がありますし，それぞれのメーカーの考え方もありますので，妊産婦さんの体をたくさん観てきた私の意見，としてお話ししますね。

まず，忘れないでほしいのは，「骨盤ベルトがなければ，赤ちゃんは支えられない」「骨盤ベルトがなければ，産後の骨盤は締まらない」ということはない，ということです。

私たちの体には，お腹の赤ちゃんを支える筋肉も，産後，骨盤を締めてくれる筋肉も，ちゃんと備わっています。逆にいえば，それを使わないで，支えたり，締めたりすると，少し不自然な感じが体に残ります。

たとえば，赤ちゃんを支える筋肉は，赤ちゃんを支えているからこそ，ちゃんと使えるようになるのです。体調は悪いわけでもないのに，ベルトに支えてもらうと，その「支える筋肉」がうまく使えなくなってしまいます。

産後も，ベルトにお任せで骨盤を締めてしまうと，骨盤を締める筋肉は使えないままでいるので，いつまでも内臓が下がったままだったり，尿漏れしたり，骨盤まわりの靭帯が固まって，生理（月経）に伴う骨盤の動きが苦手になったりすることがあります。

では，骨盤ベルトは悪者で，使ったらダメなのか，というと，そういう意味ではないのです。

産前・産後を元気に過ごすために，「支える筋肉」を使う練習をしたり，歩いたり，動いたりすることは大切，とはわかっていても，動くとすぐお腹が張ってしまったり，腰が痛くてあまり動けなかったり，という人でも，骨盤ベルトを使えばお腹も張らないし，腰もラク，という場合は，ベルトをつけて，体を動かすといいと思います。

産後間もなくて，まだ骨盤がガクガクするようなときなのに，赤ちゃんだけが入院していて，病院に通わなければならないとか，上の子の学校行事にどうしても行かなければならないとか，どうしても動かなければならないようなときにも，骨盤ベルトは助けてくれます。

「ベルトは，産前・産後に体を動かしやすくするための補助」と考えれば，とても便利に使えると思います。ただし，寝ている間や，じっとしているようなときは骨盤まわりが固まりやすいので，外すことをおすすめしています。

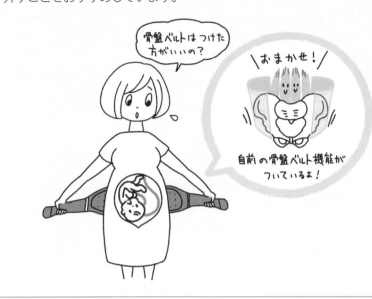

1.6　「支える筋肉」を使った立ち方・歩き方

　「支える筋肉」の使い方の基本は，骨盤底筋を下に敷く骨盤の角度にあるので，座った状態で練習するのがわかりやすいと思います。使い方のコツさえつかめば，特別なエクササイズをしなくても，ただ座っているだけで，お腹の赤ちゃんも内臓や骨盤も引き上げてくれます。

　座り姿勢で，「支える筋肉」の使い方に慣れてきたら，立ち姿勢や歩き姿勢でも使えるようになりましょう。

1.6.1　立ち方

　「支える筋肉」を使った立ち方とは，私たち人間の体を上手に使うための立ち方です。

　立ち方で意識してほしいのは，「体の各部を所定の位置に置く」という感覚です。体の中でもとても重たい頭や骨盤を，所定の位置に置くようにするだけで，「支える筋肉」や，腹筋や背筋にも自然とスイッチが入り，手足を動かすのが楽になります。特別なことをしなくても，日常生活に必要な筋肉量を維持することができるようになります。

① 骨盤は，1.5 節のルールその 1 で説明したように，骨盤底筋を下に敷いて座ったときと同じ角度で立てます。膣や会陰を真下に敷くイメージです。肛門が下になっていたら，骨盤は後傾していますし，恥骨が下を向いていたら，前傾しすぎです。

② 膝裏をしっかりと伸ばし，足首を垂直に立てます。

③ ①②をキープしたまま，頭の重さをかかとの上に乗せます。肩甲骨の下端に頭の重さが乗る感覚をおぼえると思います。もしそう感じなかったら，少し頭が前に出ているか，骨盤の角度が前か後ろに傾いているはずです。

ほとんどの人がどこかがずれて立っているので，この立ち方をしてみると，すごくそっくり返ったような，偉そうな立ち方をしているという感覚になります。常に姿勢が崩れた状態でいると，「まっすぐ」という感覚が鈍くなり，曲がっているのを「まっすぐ」と感じるようになってしまうのです。

この，自分の感覚と実際との差にまず気づいていきましょう。「支える筋肉」を使ってまっすぐ立てたかな，と思ったら横から鏡やガラスなどに映して，チェックしてみてください。誰かに写真を撮ってもらってチェックすると，とてもよくわかります。

▼ チェックポイント

☑ 首の角度が垂直
実際には頸椎には緩やかなカーブがあるのですが，目で見た感じではまっすぐに見えるくらいがいい状態です。

☑ 後頭部と背中のラインが一直線上
首同様，背中にも緩やかなカーブがありますが，後頭部と背中を結んだラインが一直線上にあれば，重たい頭の重さは体全体で支えられています。

☑ ベルトラインが水平
洋服のラインは，体の角度をわかりやすく見せてくれます。スカートやパンツのウェストライン，ベルトラインが水平になっていれば，骨盤が前や後ろに傾きすぎていないというサインになります。

☑ シャツのサイドラインが垂直

脇の下のシャツの縫い目ラインが垂直になっていれば，体の軸はまっすぐになっているということです。まっすぐにしているつもりでも，胸を突き出しすぎていると，このラインが前に傾いてしまいます。前に傾いているということは，重心が前に行っていて，背中側にある「支える筋肉」は使えていないサインです。

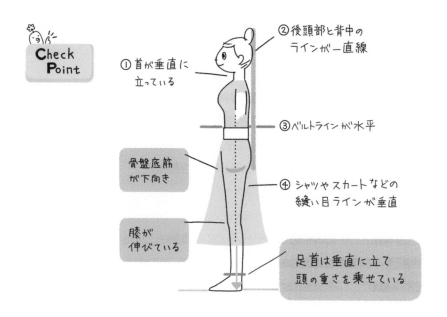

Check Point

① 首が垂直に立っている

② 後頭部と背中のラインが一直線

③ ベルトラインが水平

④ シャツやスカートなどの縫い目ラインが垂直

骨盤底筋が下向き

膝が伸びている

足首は垂直に立て頭の重さを乗せている

1.6.2 歩き方

歩き姿勢のときには，動いているので，立っているとき以上に，姿勢の自覚がしづらく，自分の感覚と実際との差が大きくなりやすいです。下記のような点に注意しましょう。誰かに動画を撮ってもらってチェックするとよくわかります。

① 頭を前に出さないようにします。

背骨の上に頭を乗せると，かかとの上に頭の重さが感じられます。常にかかとの上に重さを感じて歩きましょう。出す方の足のかかとではなく，後ろにある足のかかとです。

せっかく立ち姿勢で首を垂直に立てたのに，歩き始めるとまた前に出てしまう人は多いです。ほとんどの人が，体の軸よりも前に頭が出ていて，頭の重さの重心移動で歩いてしまっているのです。

また，お腹の大きい妊婦さんには，お腹の重さの重心移動で歩いてい

る人が多く見られます。頭やお腹の重さの重心移動で歩けてしまうので，筋肉を使わなくなってしまいます。

② 腿を意識します。

　膝から下だけで歩くと，たくさん歩いても筋肉は使っていません。腿を動かすことを意識して歩きましょう。特に，後ろにある脚の裏腿です。「この筋肉で歩こう！」と思うのがコツです。

　脚を前に出したときに，後ろにある脚の裏腿に体重が乗っているのを感じて歩くと，頭やお腹が前に出ません。

③ ドスドス歩かないようにしましょう。

　お腹が大きくなると，重みを左右に振るようにドスドス歩く人がいますが，重心移動で歩くと，先ほど説明したように，筋肉を使わなくなってしまうだけでなく，赤ちゃんの居心地もよくありません。左右に体を振らず，頭はセンターに置いて歩きましょう。

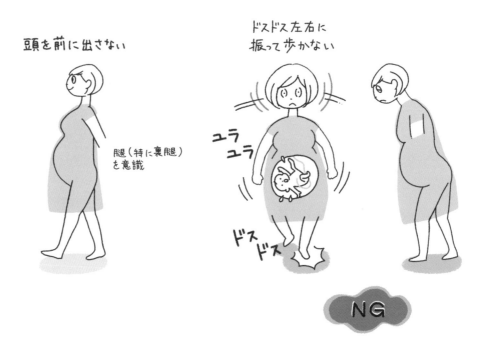

頭を前に出さない

腿（特に裏腿）
を意識

ドスドス左右に
振って歩かない

ユラ
ユラ

ドス
ドス

NG

　お腹が張ったり，赤ちゃんが下がって頸管が短くなり，安静指示が出たりしてしまうと，歩きたくても歩けません。「支える筋肉」をしっかり使って，出産まで歩ける体をつくりましょう。もし，安静指示が出てしまったら，1.5 節のルールその 7 で紹介した，寝たままでもできる「フーウーー」の呼吸をやってみてくださいね。

☑ 首の角度が垂直
☑ 後頭部と背中のラインが一直線

　これらの状態をキープして歩けているかチェックします。頭がだんだん前に出てきたり，体が前後にぐらぐらしながら歩いていたりしたら，「支える筋肉」のスイッチが抜けているサインです。

1

2

3

4

5

第2章

マイナートラブルと
「支える筋肉」

　この章では，妊娠中のマイナートラブルの解消法についてお話しします。

　実は，どんなマイナートラブルでも，解消の基本は同じ。「『支える筋肉』のスイッチを入れること」なのです。長年，産前・産後の人たちの体を観てきた私も，この事実に気がついたときには，「たったこれだけでよかったのか……」とびっくりしました。

　それぞれのトラブルと，「支える筋肉」との関係性を説明していきます。

2.1　つ わ り

　まずは，妊娠初期に多い「つわり」についてです。つわりの原因にはいろいろな説がありますね。私はお医者さんではないので，医学的な理由はわかりませんが，実際につわりの重い人たちの体をたくさん観ていると，共通した特徴が2つあって，それらを改善すれば体調も改善される，ということはわかっています。

つわりの重い人の特徴その1：内臓下垂が大きい

　妊娠中に限らず，通常でも，内臓下垂が大きいと，消化器の働きは悪くなります。つまり，つわりの原因を特定して排除しなくても，内臓を正常な位置に戻して消化器の働きがよくなれば，つわりも改善されます。

　また，内臓が下垂すると消化器の下にある子宮や卵巣も圧迫され，卵巣から放出される女性ホルモンの働きも悪くなります。内臓を持ち上げて子宮や卵巣，女性ホルモンの働きがよくなることも，つわりの改善に結びついているのかもしれません。

▼ 改善方法

　内臓の引き上げ方は，1.5節で紹介した「支える筋肉」の使い方ルールを参考にしてください。

　ほかの方法としては，お腹まわりの筋肉をよく伸ばすのも効果的です。手をぐーっと上に上げて，伸びをしながらお腹を伸ばしましょう。寝た姿勢でも，座ってでも立ってでもいいです。

　お腹を伸ばすと，赤ちゃんのお部屋も広々として，のびのびと動きやすくなるし，子宮の中の血行もよくなるので，赤ちゃんの発育促進につながります。特に，1日中デスクワークをしている人は，お腹が縮みがち。1時間に一度はぐーっと伸びをしましょう。首・肩こりにも効果的です。

　なお，同じ動きでも，腰を伸ばすことを意識して行うと，腰が軽くなり，腰痛にも効果があります。

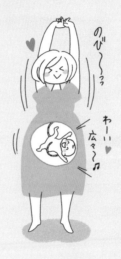

　お腹の重みでたわみがちな，背中の「支える筋肉」を伸ばして，内臓を引き上げやすくする，背筋のストレッチを紹介します。

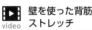

壁を使った背筋ストレッチ

EXERCISE

壁を使った背筋ストレッチ

① 壁から10cmくらい離れたところで，脚を肩幅くらいに開き，壁に頭と背中とお尻がつくように立ちます。背面全部をぺったりつけようとしなくてもかまいません。

② 両手を組んで，手のひらが上を向くように頭上に上げ，真上に伸びをします。伸びたときに体が反りすぎないように，少しだけ腹筋を使ってお腹をへこませながら伸ばしましょう。

③ 壁から体が離れないように，体をサイドに傾けます。このとき，② で伸ばしたお腹と背中を縮めないように，ウェストから傾けるというよりも，下半身を固定し，肋骨の下から傾けるつもりで倒します。倒した側の脇腹をあまり縮めないようにするのがコツです。

④ 真ん中に戻ります。反対側も同様に，5 往復，行います。

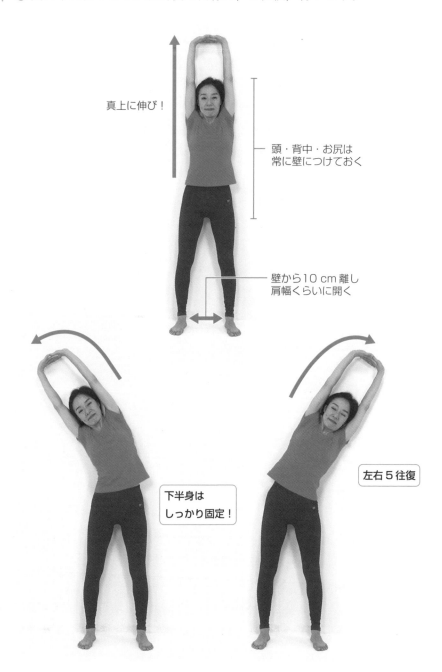

真上に伸び！

頭・背中・お尻は
常に壁につけておく

壁から10 cm 離し
肩幅くらいに開く

下半身は
しっかり固定！

左右5 往復

終わったら，壁から離れて，体の感じを味わってみましょう。体の力を抜いても，体幹がぶれず，お腹も背中も伸びているのがわかると思います。

つわりの重い人の特徴その2：神経的な緊張が強い

つわりが長引く，出産近くまで続くというのは，神経的な緊張が強い人に多いです。神経的な緊張が強い人は，首や仙骨がきゅっと緊張しています。首と仙骨は副交感神経が出ているところなので，緊張して固くなると副交感神経がうまく働かず，交感神経が優位になりがち。リラックスしづらい体になってしまいます。

特に，いつまでもつわりが長く続く人は，首の緊張が強い人に多く，吐き気やめまいが起こりやすいようです。首の緊張の原因は，頭が前に出ていて，その重たい頭を首で支えていること。また，現代人には免れられないことですが，そこへさらに目を酷使すると，ひどくなっていきます。

「自分は緊張体質だ」と思っている人でも，実は頭の位置だけの問題だった，というケースを私たちはたくさん見ています。頭をしっかり体の上に戻すのもやはり「支える筋肉」です。1.5節の使い方ルールその2で紹介した，【テニスボールの背骨リセット】や，その6の首を伸ばす動きがとても効果的です。

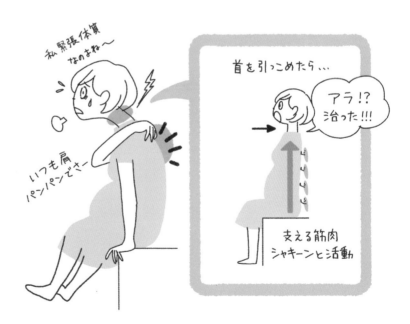

そして，体の緊張をとる方法として最も有効なのは，肉体疲労です。リラックスを求めるよりも，「神経疲労＜肉体疲労」の状態になれば，体は肉体疲労回復のために，副交感神経優位となり，眠りが深くなって，緊張が緩みます。

安静指示が出ていなければ，疲労を感じるくらいにしっかりと体を使いましょう。妊娠は決して病気ではないし，体調さえ悪くなければ，体を動かしていいのですが，体を大事にしようとするあまり運動量が減ってしまい，それが体調不良の原因になっていると思われる人を多く見かけます。

安静指示が出ていて，運動量が上げられないという場合は，「支える筋肉」の使い方と合わせて，口の中から頭と首の緊張を緩める【口内マッサージ】がおすすめです。

口内マッサージ
video

EXERCISE

口内マッサージ

人差し指（どの指でもいいのですが，人差し指がやりやすいと思います）を口に差し入れて歯茎の根元に当て，指の位置を少しずつずらしながら，押し広げるようにやさしくマッサージしていきます。

上顎の中央から，頬骨の裏を伸ばすようなイメージで，上の奥歯，さらにその奥まで行ったら下へ降り，下の奥歯まわりから下顎の中央へ戻ってきて，反対側の下の奥歯の奥へ。そこから上の奥歯まわりを通って上顎の中央へと戻ってきます。

特に，奥歯のまわり，顎関節に近いようなところはしっかりと広げます。よだれがたくさん出るので，お風呂につかりながら，のんびりやるのがおすすめです。

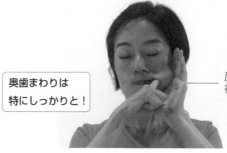

奥歯まわりは
特にしっかりと！

反対の手を添えると
行いやすい

終わったら，口を大きく開いたり，「イー」の形をしたり，顎を左右に動かしてみてください。軽く，動かしやすくなっていたら，成功です。

2.2 お腹の張り（腹部緊満）

お腹の張りがある人には，3つの要素があります。

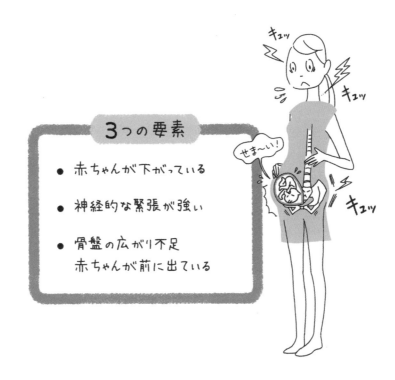

3つの要素

● 赤ちゃんが下がっている

● 神経的な緊張が強い

● 骨盤の広がり不足
　赤ちゃんが前に出ている

せま〜い！

キュッ

　このうち2つは，2.1節で見た，つわりが重い人の特徴（内臓下垂，神経的緊張）と共通していますね。妊娠中の不調のほとんどには，ほぼこの2つが関係しています。赤ちゃんをしっかり支えること，そして，神経的な緊張をつくらないように意識して妊娠生活を送ることで，不調のほとんどは改善することができると思います。

　下がった赤ちゃんを上げるには，1.5節で紹介した「支える筋肉」の使い方ルールをその1から確実に身につけてください。

　神経の緊張をとる方法としては，つわりのところ（2.1節）で紹介した【口内マッサージ】もありますが，ここでは，仙骨を伸ばして副交感神経を働きやすくする効果のある【仙骨ストレッチスクワット】を紹介しましょう。骨盤径が広がるので，赤ちゃんもお腹の中に収納されやすくなります。

　「骨をストレッチ？　骨なんて伸びるはずがないでしょ？」と思われる

かもしれませんが，この仙骨という骨はとても変わっていて，丸まったり伸びたりできる骨なのです。「妊娠中に骨盤が広がっていく」というのは，この仙骨が伸びることで骨盤の内径が広がっていくのです。

　また，「スクワット」というと，筋トレのイメージがあると思いますが，これはストレッチがメインのスクワットなので，筋力に自信がない人も安心してください。きつい動きをするわけではないのに，足腰や体幹の筋力が少しずつアップしていきます。ぜひ，妊娠中の習慣にしてみてください。

　なお，赤ちゃんをお腹の中にしまうスペースづくりのためのエクササイズは，逆子のところ（2.5節）でも紹介します。

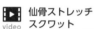

video　仙骨ストレッチ
スクワット

仙骨ストレッチスクワット

EXERCISE

① 椅子の前に立ちます（椅子に座って行うわけではないので，なくてもできますが，動きの目安になります）。脚は腰幅より広く，足先は自然な外向きにして，膝と足先が同じ方向になるように開きます。

② 手を後頭部で組み，親指を首の付け根に当て，ヘッドレストに頭を乗せるように，手に軽く寄りかかります。親指で軽く頭を持ち上げ，頭の付け根がほんの少し伸びる感じにします。肘はしっかりとサイドに開き，エクササイズをしている間，前に来ないようにキープしましょう。体の重さがかかとの上に乗るようにします。

③ 頭ができるだけ前に倒れないように，手で軽く上に持ち上げながら，膣が座面の遠くにべたっとつくような方向にお尻を後ろに突き出していきます。このとき，上半身はできるだけ下がらないようにします。胸と顔は下を向かず，正面を向いたままをキープしましょう。また，膝を曲げるとき，内側に入らないようにします。自分の感覚としては，「ガニ股気味」くらいの意識で行うと，膝と足先が同じ向きになると思います。

④ 座面に膣がつくすれすれのところで止め，もとの位置に戻ってきます。突き出すときはできるだけ遠くへ。突き出す位置が手前になると，お尻が横にうまく広がらず，仙骨がストレッチされません。そして，重心は，常にかかとに置いておきます。腰を反る動きのときでも，かかとに重心さえあれば，腰痛を招くような反りすぎにはなりません。10回を1セットとして，1日に5セット，行います。

＊おすすめはトイレ。個室の中で1セット行ってから出てくる，と決めると，エクササイズをし忘れなくなります。

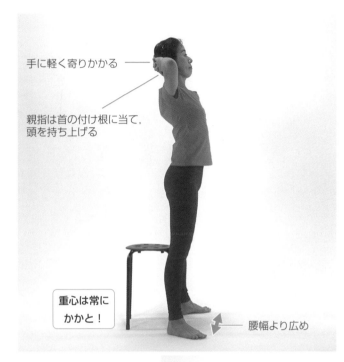

手に軽く寄りかかる

親指は首の付け根に当て，頭を持ち上げる

重心は常にかかと！

腰幅より広め

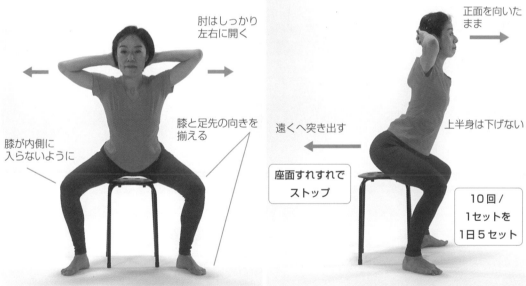

肘はしっかり左右に開く

膝が内側に入らないように

膝と足先の向きを揃える

正面を向いたまま

上半身は下げない

遠くへ突き出す

座面すれすれでストップ

10回／1セットを1日5セット

終わったら，椅子に座って，体の感じを味わってみましょう。お尻が大きくなったような感じがしたら，成功です。

　　妊婦さんに多い貧血。体調が悪くて十分に食べられない，味覚が変わって食生活が偏ってしまうなど，栄養面での問題もあると思いますが，貧血の妊婦さんの体には，共通する特徴があります。

　　それは，骨盤の角度です。仙骨にどっかりとお腹の赤ちゃんや自分の体重を乗せている人に貧血が多いのです。

　　血液は，骨の中の骨髄でつくられますが，特に仙骨は造血と深い関わりのある骨なのだそうです。お腹の張りのところ（2.2 節）で紹介した【仙骨ストレッチスクワット】を貧血の妊婦さんに試してもらったところ，数値が改善されることがたびたびありました。お腹の張りがとれて，赤ちゃんの居心地がよくなるだけでなく，貧血にも効果的。ぜひ，試してみてください。

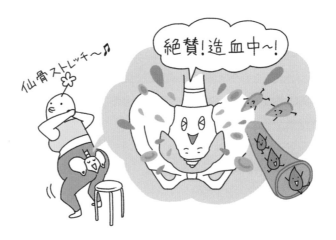

　　産前・産後に限らず，「冷え」というのは，血流が悪くなっている，というだけのことで，冷え性という体質はないと私は考えています。体の熱が外に逃げるからでも，外気で冷えているのでもありませんから，厚着をしたり，靴下をたくさん重ね履きしたりしても，解決にはつながりません。

　　血流が悪くなる原因は，2つだけ。

　　一つは，日常の運動量が少なすぎたり，血流が悪くなったりするような生活習慣。そしてもう一つは，緊張が強くて，交感神経優位になりっぱなしになっていることです。

どちらも，体を動かして，日常の運動量を増やすことで解消します。「運動量を増やす」といっても，走ったり，スポーツをしたりするということではなくて，日常で体を動かす量を増やすことだと思ってください。

　「でも，ずっと動き続けているわけにはいかないよね？　座っていることもあるし，じっとしていることもあるわけだから，そういうときはどうしたらいいんだろう？」と思われる人もいるでしょう。

　それを解決するのも「支える筋肉」です。背筋を伸ばして，そのスイッチをONにしておけば，じっとしていても血流はよくなります。「支える筋肉」の使い方ルールが，ここでも基本になります。

　妊婦さんの冷えのポイントは，股関節にあります。特に，お尻や脚，足先など，下半身が冷えるのは，股関節に縮みがある人に多いです。

　「股関節が縮んでいる」というのは，開脚ができないとか，苦手ということではありません。股関節やお尻をきゅっと締めて体を支える癖のある人や，骨盤が前や後ろに傾きすぎていて，お尻や股関節で体を支えざるをえない状態になっている人に多いです。

　「もともと冷え性だったけど，妊娠したらひどくなったかも」という人は，大きくなったお腹を，股関節を締めて支えているのかもしれません。そして残念ながら，股関節を締める癖は，その自覚がない人に多いようです。1つの目安になるのは，膝の向きです。内側に入っていたり，外側を向いていたりする人は，股関節を締めている可能性があります。

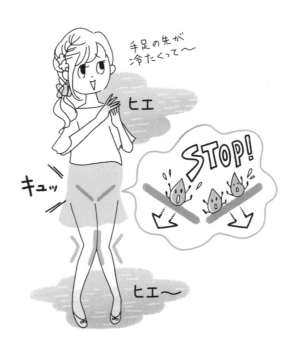

まずは「支える筋肉」の使い方ルールを復習してください。そうすれば，股関節に過重がかかることがないので，股関節も縮みづらくなります。

　お尻から下が冷える人は，股関節の縮みをとっていきましょう。勢いよくキックする動きで，詰まった股関節に隙間をつくるエクササイズを紹介します。

腿上げキック

① 横向きに寝て，下側になる手は頭上に伸ばし，上側になる手で体を支えます。下側になる脚は安定がよくなるように軽く曲げます。

② その1　上側の脚を，かかとを突き出した形にし，腿をしっかりと引き上げて，真下に向かって勢いよくかかとからキックします。爪先は伸ばさないようにします。キックしたときに股関節まわりの筋肉が引っ張られて，「びよよーん」となるくらい，勢いよく行ってください。息を吐きながら行うといいでしょう。10回，行います。

③ その2　次は，ほんのちょっと後ろ（下の脚のかかとの位置に上の脚の爪先が来る程度）に向かって，同様に10回，キックします。

④ その3　今度は，爪先と膝を天井に向け，腿をしっかり引き上げて，かかとを突き出しながら，まっすぐに脚を伸ばすようにキックします。爪先と膝の向きが変わらないように（天井を向いたまま），10回，行います。

⑤ 以上3種類のキックを，反対側の脚でも同様に行います。

＊キックしているときに「体をぶれさせず，横向きにキープしながら行う」ことを意識しながら行うと，体幹を強化する効果もあります。動きに慣れたら，「ぶれないこと」を意識して行ってみてください。

その1

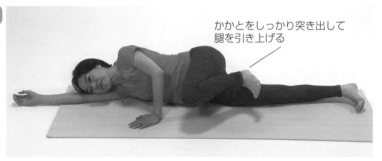

かかとをしっかり突き出して
腿を引き上げる

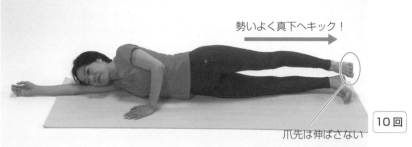

勢いよく真下へキック！

爪先は伸ばさない

10回

その2

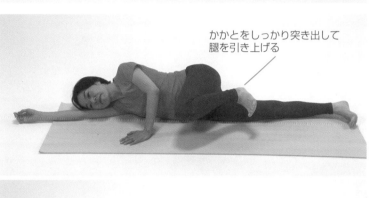

かかとをしっかり突き出して
腿を引き上げる

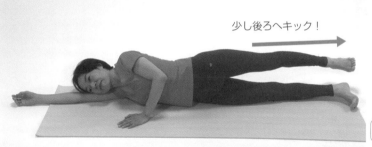

少し後ろへキック！

10回

その3

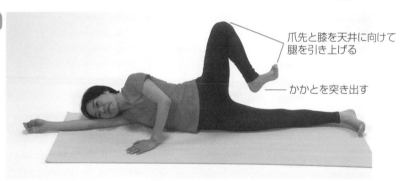

爪先と膝を天井に向けて
腿を引き上げる

かかとを突き出す

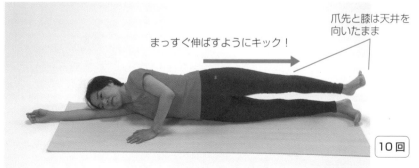

まっすぐ伸ばすようにキック！

爪先と膝は天井を
向いたまま

10回

終わったら，仰向けに寝て，体の感じを味わってみてください。股関節の力が抜け，下半身に血液が流れていく感じがわかると思います。

安静指示が出ている人にもおすすめの，とてもソフトな動きで，寝て行えるエクササイズも紹介します。

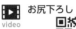
video お尻下ろし

EXERCISE

お尻下ろし

① 仰向けに寝て，両手は頭上に上げておきます。

② やさしく「ふーっ」と息を吐き始めてから，かかとを突き出しながら，片方のお尻をゆっくり下に下げるように動かします。これで「1歩」。片方のお尻が少し下がって，その分，お腹が少し引っ張られるかな，くらいの感覚です。背中が反るところまで下げるのはやりすぎで，筋肉が硬直し，効果がなくなってしまいます。特に，動き出しを力まず，いつ動き出したかわからない感じで行うのがコツです。

③ 息を吐き切ったら脱力してもとに戻り，もう片方も同様に，下に下げるように動かします。20歩くらいで全身がぽかぽかしてくると思います。

＊「まったく動いてはダメ！」という指示が出ている人は控えてください。

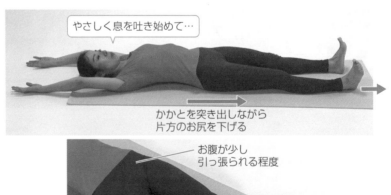

やさしく息を吐き始めて…

かかとを突き出しながら
片方のお尻を下げる

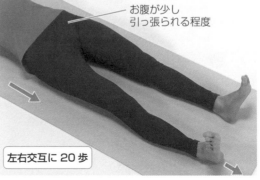

お腹が少し
引っ張られる程度

左右交互に20歩

column 冷える心に注意

　妊娠中の冷えは，決して好ましいことではありませんが，2.4節でお話ししたように，血行をよくすればいいだけのことですから，そんなに怖がる必要もありません。

　妊婦健診のときなどに，妊娠前と同じようなパンツ（下着）を履いていたら，「こんな小さなパンツ履いて，ダメじゃない！」と，助産師さんなどに怒られた経験がある人って，けっこういますよね。実は，私もその一人です。

　妊娠中の冷えは大敵。それは私もわかります。でもそれは，パンツのせいではありません。「冷やしちゃダメ！」という意識が強くなりすぎて「冷え恐怖症」のようになった妊婦さんをよく見かけますが，そこまで行くと，交感神経が緊張して，むしろ冷えやすい体になってしまいます。「冷えちゃダメ」「冷えが怖い」「こんなもの食べたら冷える」「こんな格好したら冷える」……そう思いすぎる心の緊張が，冷える体をつくっているのです。動いて血液が流れれば解消するだけのことに，そんなに恐怖心はいらないですよね。

　もちろん，注意してくれた助産師さんは，「妊娠したら，冷えに対して無防備ではいけませんよ」ということを教えるためにいってくれているのだとは思いますが，パンツの深さがおへその下だったのが，上になったからといって体が温まるわけではありません。むしろその言葉を受け取る妊婦さんには，恐怖だけが伝わっていることが多いように感じます。

　その人の体が冷えているかどうか，それは，パンツや服装では判断できません。本当に冷えているのなら，小さなパンツを履いたり，ナマ足にサンダルというスタイルはできないはず。

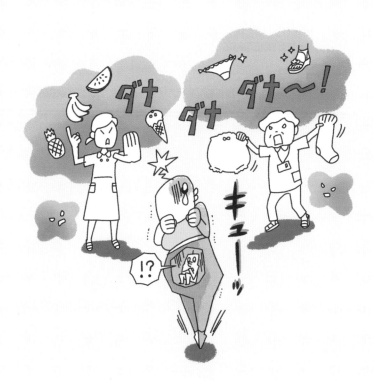

冷えていないから，そんな格好でも平気なのです。むしろ冷えに対して過剰なくらい気にしている人の方が，血流が悪く，冷えていることが多いです。

　きらくかんに来る妊婦さんにも，「アイスを食べてしまいました」「フルーツを食べてしまいました」って懺悔するみたい告白する人がいますが，アイスクリームを食べたい，と思えるくらいなら，体の冷えはたいして心配ないはずです。
　真夏の35℃を超えるような気温なのに，タイツに靴下を重ね履きしている妊婦さんもいました。確かに電車や建物の中は冷房が効きすぎていることも多いですが，これはやりすぎです。暑いのに，厚手のタイツや靴下を履いていると，熱が発散できずに体にこもって，頭がのぼせたようになってしまったり，まるで更年期のホットフラッシュのように，顔や頭から汗が噴き出してしまったりします。
　冷えは，血行不良と，交感神経の緊張が原因です。どちらも体を動かせば解決します。冷えている妊婦さんを見たら，大きなパンツや靴下を強要するのではなくて，体を動かすことや，股関節を締める癖を改善することを教えてあげてほしいと思います。妊婦さんにとって，助産師さんの言葉は絶対です。必要な指導であっても，相手の心を固めさせないように心がけましょう。

2.5　逆子（骨盤位）

　逆子の一番の原因は，「赤ちゃんが回るスペースがないこと」だと思います。スペースづくりの基本もやはり，「支える筋肉」です。背筋を伸ばして背骨沿いにある「支える筋肉」のスイッチを入れ，お腹のスペースを確保しましょう。そして，骨盤をスムーズに広げて，赤ちゃんをお腹に収納すること。お腹の中には，伸ばせば広がる「隠れスペース」があちこちにあるのです。

隠れスペースその1：仙骨

　お腹の張りのところ（2.2節）で紹介した【仙骨ストレッチスクワット】で仙骨を伸ばし，骨盤径を広げましょう。

隠れスペースその2：股関節

　昔，逆子の治し方として，「頭の向きが違いますよ」と赤ちゃんに話しかける，というのを聞いたことがあるのですが，私が今まで観てきた感じでは，「赤ちゃんはどちらを頭にすればいいかはわかっているけれど，何かの理由でそこに頭を向けられない」というのが一番の理由のように感じられます。

「お母さんの股関節（または下腹）が冷えているから，そこに頭を向けるのがイヤなのだ」という説も聞いたことがありますが，冷えているからというよりも，股関節が縮んで狭くなっているから頭を下ろしづらいような気がします。実際，そういう指導をされていた人も，スペースができたら赤ちゃんはくるんと回りました。

特に，逆子の中でも横向きになってしまうケースでは，股関節まわりの縮みを伸ばすと頭を下げやすくなるようです。冷え性のところ（2.4節）で紹介した【腿上げキック】で股関節にスペースをつくりましょう。

隠れスペースその3：体側ライン

脇の下から骨盤までの体側ラインには，かなり広いスペースをつくることができます。

【体側ストレッチ】を行うと，前にせり出したお腹も収納され，スペースが広くなったお腹の中で赤ちゃんがのびのび動き出すのがわかります。赤ちゃんが収納されると，お腹の張りも少なくなるし，何より，お母さんも立ったり歩いたりがとても楽になります。

体側ラインを全体的に（特に，ウェストから上）伸ばすには，寝て行うバージョン，骨盤まわり（ウェストから下）を集中的に伸ばすには，座って行うバージョンが有効です。妊娠中期くらいまでは寝て行うバージョンを，後期になったら座って行うバージョンを追加するとよいでしょう。

▶ video 体側ストレッチ

EXERCISE

寝て行う体側ストレッチ

① 仰向けに寝て，両手を頭上に伸ばし，片方の手で，もう片方の手首をつかみます。そのままぐーっと伸びをします。両脚もかかとを突き出して一緒に伸ばし，脱力します。

② 脚を，つかんでいる側の手の方向へ，サイドに移動させます。このとき，体は斜めにねじれないように水平をキープします。行けるところまで行ったら，内側の脚を外側の脚に引っ掛けて，ストッパーのようにします。

③ 上半身を，弧を描くように斜めに持ってきます。伸ばした体側に息を入れて内側から伸ばすようなイメージで，10回，深呼吸します。

④ 反対側も同様に，左右交互に2回ずつ行います。

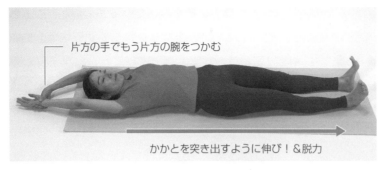

片方の手でもう片方の腕をつかむ

かかとを突き出すように伸び！＆脱力

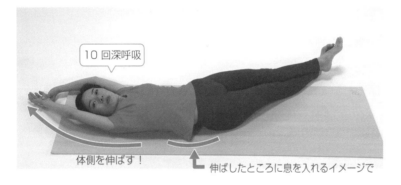

体がねじれない
ようにキープ！

移動後，内側の脚でストッパーをかける

脚を移動

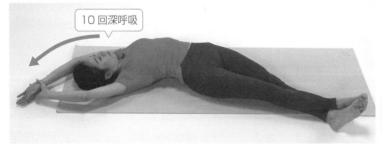

10 回深呼吸

体側を伸ばす！

伸ばしたところに息を入れるイメージで

10 回深呼吸

反対側も同様に
左右交互に 2 セットずつ

座って行う体側ストレッチ

① あぐらで座ります。あぐらがつらければ，正座でもかまいません。

② 片方の手で頭を包むようにして，その手と同じ方向へと体を傾けて，片方のお尻が少し浮いた状態にします。傾けた側の腕の肘から上を床につけます。

③上半身（床についた腕，傾けた体）はそのままで，浮いたお尻を床に
つけます。腰のすぐ上の辺りが伸びる感じがすると思います。ここに
息を入れて内側から伸ばすようなイメージで，10回，深呼吸します。
④反対側も同様に，左右交互に2回ずつ行います。

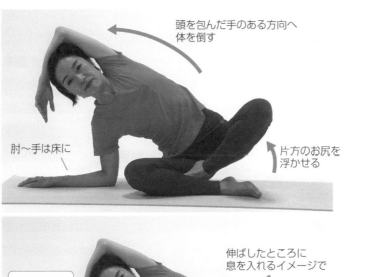

頭を包んだ手のある方向へ
体を倒す

肘〜手は床に

片方のお尻を
浮かせる

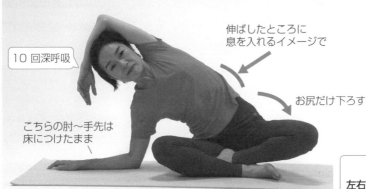

10回深呼吸

伸ばしたところに
息を入れるイメージで

こちらの肘〜手先は
床につけたまま

お尻だけ下ろす

反対側も同様に
左右交互に2セットずつ

　いずれも，終わったら，仰向けになって，体の感じを味わってみま
しょう。肋骨が広がるので，呼吸がしやすくなっていると思います。息
がお腹の方まで入るようになっていたら，成功です。

2.6　発育不良

　お腹の赤ちゃんを元気に育むには，骨盤内の血行が重要です。妊婦健
診で赤ちゃんが小さいといわれて，「たくさん食べて大きくしなく
ちゃ！」と頑張ってしまう人がいますが，無理に食べるとかえって消化
不良を起こし，栄養の吸収が悪くなります。
　食べた栄養を赤ちゃんに届けるのは血液です。血行が赤ちゃんを大き
く育てる，といっても間違いではないと思っています。骨盤内の血行が

悪くなると，冷えがひどくなるだけではなくて（2.4節を参照），赤ちゃんの発育にも影響するというわけです。

血行をよくする方法は，冷え性のところ（2.4節）でもお話ししたとおり，「体を動かすこと」。物理的に温めることではないということを忘れないでください。

確かに，温めれば一時的に血行はよくなりますが，根本的な解決にはなりません。赤ちゃんの発育は妊娠期間中ずっとですから，たとえ体を温めるとされるものを食べても，じっとしていては温まりません。

極端な話をすれば，冷たいアイスクリームやフルーツを食べても，体を動かしてさえいれば，体は冷えないのです。

血行をよくするにも，まずはやはり「支える筋肉」。このスイッチを入れれば，じっと座っているだけでも，その筋肉を使っているわけですから，血行がよくなっています。特に，「支える筋肉」は体の内側の筋肉（インナーマッスル）ですから，スイッチが入れば，体の内側から，赤ちゃんに近いところで血液が流れてくれるようになります。発育不良の場合は，特に骨盤内の血行をよくしていくことが重要です。「支える筋肉」で赤ちゃんや内臓をしっかり支え，骨盤の中の血行の妨げにならないようにしましょう。

次に，骨盤の中を動かして，さらに血行を促進しましょう。骨盤の中，と考えると難しい感じがしますが，脚を動かせばいいのです。脚を動かす基本は「歩くこと」です。1.6.2項で紹介した歩き方を意識して，よく歩きましょう。安静指示が出ているようなら，冷え性のところ（2.4節）で紹介した【お尻下ろし】がおすすめです。どちらもよくお腹が伸びるので，消化器の働きもよくなると思います。

2.7　むくみ（浮腫）

妊娠中であるかどうかにかかわらず，むくみがあるときのポイントも，股関節です。下半身の最大の関節である股関節が縮んでいると，下半身全体が血行不良になります。

【むくみ改善3点セット】を紹介します。なお，冷え性のところ（2.4節）で紹介した【腿上げキック】を先に行って，股関節の縮みを解消してから行うと，さらに効果的です。

開脚バウンド

股関節を大きくストレッチして，さらに付け根を伸ばします。爪先の向きを変えながら行うところがポイントです。股関節の伸びる箇所が変わります。

① 仰向けに寝て，膝を立てます。手は，頭の後ろに組んでおきましょう。

② 両脚を上げて，かかとをぐっと天井に突き出すように，脚を伸ばします。

③ 爪先を外に向け，脚を開けるところまで開いていきます。

④ 脚の重みを利用して10回，バウンドします。バウンドに合わせて「ノッノッフッフッ」と息を吐きましょう。

⑤ 爪先を外に向けたまま，かかと同士を寄せるようにして脚を戻し，爪先を揃えて，①の状態に戻ります。10バウンドを1セットとして，5セット，行いましょう。

1
2
3
4
5

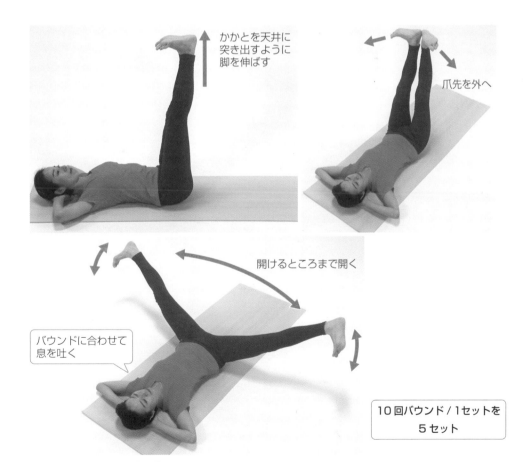

かかとを天井に突き出すように脚を伸ばす

爪先を外へ

開けるところまで開く

バウンドに合わせて息を吐く

10回バウンド/1セットを
5セット

終わったら，立ち上がって，足踏みをしてみましょう。内股が伸び，足が上げやすくなっていると思います。

ふくらはぎマッサージ

　股関節の詰まりがとれたら，下半身にある「第2の心臓」こと，ふくらはぎを使って，下半身に溜まった血液を上に押し上げましょう。まずは固まったふくらはぎをほぐします。脚を動かすことで，股関節も細かく動き，流れがよくなります。

① 仰向けに寝て，膝を立てます。

② 片方の膝上に，もう片方の脚のふくらはぎを乗せます。

③ 膝からかかとまで，ふくらはぎを膝にこすりつけるように上下に動かします。ふくらはぎの中央，外側，内側の3本のラインをそれぞれ10往復くらい。痛いところは特に念入りに。ふくらはぎが柔らかくなってきたり，下半身が温かくなってくるまで繰り返します。

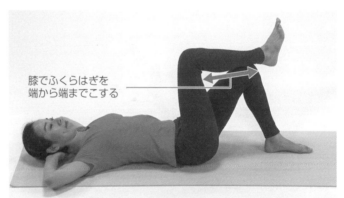

膝でふくらはぎを
端から端までこする

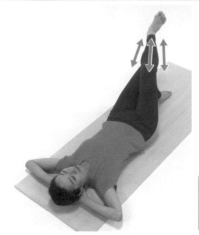

中央・外側・内側の
ラインを10往復ずつ
反対側も同様に

終わったら，脚を伸ばして，体の感じを味わってみましょう。下半身がぽかぽかと温かく，リンパや血液の流れがよくなっているのを実感できると思います。

かかとつけ足首回し

次に，足首を回して，ふくらはぎを伸び縮みさせます。下半身の血行をつかさどる3つの関節，足首・膝・股関節の連動がよくなる回し方を紹介しましょう。

① 仰向けに寝て，かかとをつけます。

② かかとをできるだけ離さないようにして，突き出すように，ゆっくりと大きく，脚全部を使って足首を回すイメージで，内回しと外回し，10回ずつ行いましょう。

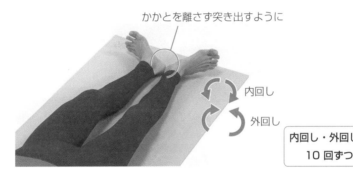

かかとを離さず突き出すように

内回し
外回し

内回し・外回しを
10回ずつ

3種類のエクササイズが終わったら，歩いてみましょう。

ふくらはぎは，血液を上半身に押し上げてくれるポンプの役割をもっていますが，心臓のポンプ機能と大きく違うのは，歩くことで初めてその機能が働くという点です。ほぐしたり，伸ばしたりしただけでは，むくみは少ししかとれません。1.6.2項で紹介した，「支える筋肉」を使った歩き方をすると，より効果的です。

2.8　静脈瘤

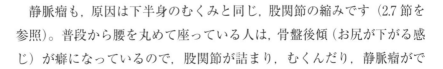

静脈瘤も，原因は下半身のむくみと同じ，股関節の縮みです（2.7節を参照）。普段から腰を丸めて座っている人は，骨盤後傾（お尻が下がる感じ）が癖になっているので，股関節が詰まり，むくんだり，静脈瘤ができやすくなったりします。

人間は，内臓の位置の関係から，左側の股関節の方に静脈瘤ができやすいといえるかもしれません。体の右前側に肝臓，左後ろ側に膵臓があり，その重さの影響で左の骨盤は後傾しやすく，股関節の内側が縮みやすくできています。1.5 節の「支える筋肉」の使い方ルールその 1 で紹介した，骨盤底筋を下にした座り方を復習して，骨盤を立てましょう。そして，冷え性のところ（2.4 節）で紹介した，股関節に隙間をあける【腿上げキック】や，むくみのところ（2.7 節）で紹介した，【開脚バウンド】を試してみてください。

　もし「支える筋肉」を使って腰を立てて座ったり，これらエクササイズを行ったりしてもまだ改善されないようなら，テニスボールを使って，股関節まわりをほぐしていきましょう。

　1.5 節の「支える筋肉」の使い方ルールその 1 で紹介した，【テニスボールの会陰ストレッチ】と同じように，椅子に座って行います。

video　テニスボールの
　　　骨盤ストレッチ

EXERCISE

テニスボールの股関節ストレッチ

① テニスボールを肛門のちょっと前の横，パンツの履き口のラインに当て，ボールの上に座ります。もしそこに静脈瘤ができていたら，静脈瘤には直接当てずに，そのまわりを行うようにしてください。

② 左右のお尻の肉を外にかき分けるようにして，脚は大きく開き，しっかりとボールが当たるようにします。

③ ボールの上に自分の頭の重さが乗るように，背筋を伸ばします。恥骨が座面につくくらいに，腰はやや反り気味にします。

④ 少しずつボールに体重を乗せていき，その重さで筋肉を伸ばします。ゆっくりと深呼吸をし，息を吐きながら体の力を抜いてボールに体の重みを委ねます。

⑤ 体の緊張が抜けて，少し余裕ができたら，小さく前後に腰を動かしてみましょう（10 回）。おへそをつん，つん，と前に突き出すイメージです。

⑥ ボールの位置を履き口のラインに沿って少し前にずらします。膣の脇辺りで②〜⑤と同じ動きをします（【会陰ストレッチ】のような，横方向の動きは行いません）。反対側も同様に行います。

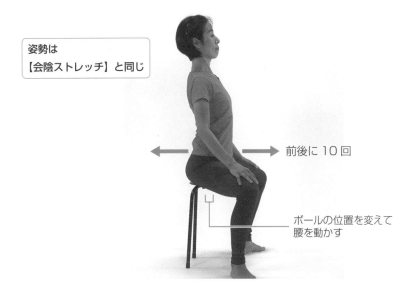

姿勢は
【会陰ストレッチ】と同じ

前後に 10 回

ボールの位置を変えて
腰を動かす

*痛くてがまんできない，痛みで体がガチガチに緊張してしまう，という人は，ボールをタオルでくるんだり，柔らかい軟式のゴムボールに変えるか，座面が柔らかい椅子で行いながら，少しずつ伸ばしていきましょう。

また，妊婦さんの場合は，出産が近くなってから行いましょう。あまりにも痛くてお腹が張ってしまうときは中止してください。

終わったら，一度立ち上がってボールを外し，何も意識せずに座ってみてください。腰が立ち，足先に血液が流れているのが感じられると思います。長時間座っていると，下半身の血流が悪くなりがちですが，これを行っておけば，予防できます。

2.9 　頻　尿

産前・産後に多い頻尿，尿漏れ。

「おしっこが近くなるのと漏れるのとは違うんじゃない？」と思われるかもしれませんが，理屈は同じです。

一番の原因は，どちらも膀胱が下がっていること。膀胱が下がっているということは，ほかの内臓も，赤ちゃんの入った重い子宮も下がっているということです。膀胱は一番下にある臓器ですから，上の臓器が下がれば圧迫され，尿をたくさん溜めておけなくなります。また，排尿したくなるセンサーにも，スイッチがすぐに入ってしまいます。

そして，頻尿も，冷え性と同様（2.4 節を参照），股関節を締める癖が
ある人に多いです。「股関節が固い」のではなくて，「股関節を締める
癖」。頻尿気味の人は，ちょっと内股気味な脚の使い方の人に多いかもし
れません。下がった膀胱を股関節できゅっと締めると膀胱は縮むので，
尿を溜められないし，締める刺激によって尿意が誘発されてしまいます。

　また，「支える筋肉」の使い方ルールでお話しした骨盤底筋の使い方に
ついて，「強く締めなければいけない」のだと誤解していると，キュウ
キュウ締めようとしてしまい，股関節まで締まって頻尿や尿漏れになっ
たりしてしまいます。

　頻尿の改善にもまず，「支える筋肉」を使うことです。1.5 節の使い方
ルールを確認しましょう。そして，日常で意識するポイントは，「お腹を
伸ばすこと」と「頭を前に出して（前傾して）歩かないこと」。こうする
ことで，膀胱が圧迫されにくくなります。

2.10　便　　秘

　妊娠中に便秘がひどくなる人の特徴は，この２つです。

> ・内臓や赤ちゃんが下がっている
> ・体が乾いている

　内臓や赤ちゃんが下がると腸を圧迫してしまうため，便秘になりやす
くなります。また，つわりのところ（2.1 節）で説明したように，もとも
と内臓下垂のある人は，骨盤が後ろに傾いているため，下腹が縮みやす
く，腸の働きが悪くなります。骨盤を立てて「支える筋肉」のスイッチ
を入れましょう。

　また，産前・産後は自分が思っている以上に体が乾いているのです。
妊娠中は，お腹の中で赤ちゃんを育てるために，そして産後は，授乳で，
母体の水分はどんどん使われてしまいます。腸内の水分が減ると，便秘
しがち。

　そんな妊産婦さんに私がよくおすすめするのは，【わかめスープ】で
す。食物繊維（あの「ぬめり」の正体はこれだそうです）がスムーズな
お通じにつながります。

　インスタントのわかめスープではなく，塩蔵わかめを塩抜きして，長
めに戻し，わかめがかぶるくらいの水で，少し長めに煮ます。それに少

し醤油やお好みでみりんを垂らしてできあがり。わかめがトロトロに柔らかくなり，たくさん食べやすくなります。大きめのお椀にたっぷりよそって，1日に2杯くらい食べれば，腸の中まで食物繊維と水分が行き渡ってくれます。

＊甲状腺にトラブルがあって海藻類（ヨウ素）の摂取制限がある場合は，控えてください。

第3章

...... # 周期別・体づくりの ポイント

どんどん変化する妊婦さんの体。時期によって体づくりのポイントも変わります。この章では，それぞれの時期にどのようなことに注意し，どのような対策をすれば，快適に過ごせるのか，具体的に紹介します。

また，特に，妊産婦さんのケアに当たる方々向けに，各時期の体のチェックポイントも示しました。参考にしていただけると幸いです。

3.1 妊娠初期：赤ちゃんの重みを支える体づくり

「初期はまだお腹も大きくないし，『支える』って，そんなに大変なことじゃないんじゃないの？」と思われるかもしれませんが，実は，妊娠初期の体の不調，特に，お腹が痛くなったり，出血したり，頻尿になったり，切迫流産になったりしている人の共通点は，「支える筋肉」が使えていないことなのです。

「支える筋肉」は，いつからでも使えるようになる筋肉ですが，1.5 節でお話ししたとおり，1 列に並べることが，その使い方のポイントの一つです。「支える筋肉」が使えないままお腹が大きくなると，重みで背骨がたわんでしまいます。お腹が軽いうちの方が，まっすぐに並べやすいので，初期のうちに使い方に慣れておくと，とても楽です。

特に，やせていて（筋肉量自体が少ない），骨盤が後傾し，背中や腰が丸まり気味の人は，「支える筋肉」がうまく使えていなくて，内臓が下垂していることが多く，赤ちゃんも下がりやすいようです。また，頭の重みも支えられずに頭が前に出やすいので，首の緊張からつわりも重くなりがちです（2.1 節を参照）。

まだまだ小さいとはいえ，いつもより膨らんで大きくなっている子宮の重さは，より骨盤を後傾させ，子宮を含め，内臓がより下がりやすく，頭もより前に出やすくなります。

　お腹の膨らみの位置を確認しましょう。小さな膨らみであったとして
も，恥骨から指4本より上から膨らんでいるか，恥骨から膨らみが始
まっているかを観ます。後者の場合は，うまく支えきれていなくて，赤
ちゃんが下がっている可能性が高いです。

　併せて，頻尿や便秘の有無も確認しましょう。これらがある場合も，
赤ちゃんが下がっている可能性が高いと考えられます。

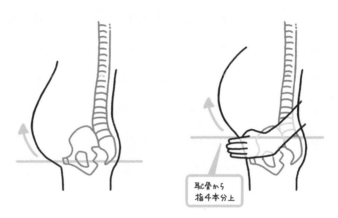

恥骨から
指4本分上

▼
▼
▼ おすすめエクササイズ

● 1.5節で紹介した，「支える筋肉」の使い方ルール（姿勢，呼吸）を
　しっかり身につけましょう（⇒ p. 7）。
●【テニスボールの会陰ストレッチ】（⇒ p. 9）
●【テニスボールの背骨リセット】（⇒ p. 13）

3.2　妊娠中期：スペースづくり

　逆子のところ（2.5節）でお話ししたように，お腹にスペースをつくっ
て，どんどん大きくなる赤ちゃんをしっかりと収納することが，赤ちゃ
んの居心地をよくし，骨盤内の血行をよくして，健やかな発育を促しま
す。

　スペースづくりのポイントは，「仙骨」「股関節」「体側ライン」です。

3.2.1 仙　骨

　仙骨が丸まって縮んでいないか，平らに伸びているかを手で触れて確認しましょう。はじめはピンと来ないかもしれませんが，何人かの仙骨を触っていると，「縮んでいる感じ」や，「平らに伸びている感じ」がわかってきます。

　また，正面から見たお腹の大きさの印象と，後ろから見たお尻の大きさの印象の差も，有効なチェックポイントです。「このお腹の大きさなのに，お尻がこんなに小さいの？」という印象で，お腹が前にせり出していたら，仙骨を伸ばすエクササイズを提案します。

　仙骨が縮んでいる人は股関節を締めていることが多いので，そこもチェックしておきます。

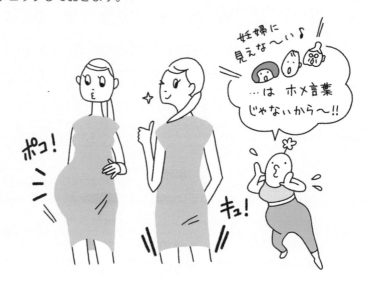

▼
▼ おすすめエクササイズ

● 【仙骨ストレッチスクワット】（⇒ p. 34）
　トイレに行ったら出る前に 1 セット，を習慣にするといいです。

56

3.2.2 股関節

仰向けの状態で，股関節を観てみましょう。股関節が伸びずに，「く」の字に縮んでいませんか。

また，実際に触れてみましょう。股関節が縮んでいると，きゅっとした引き締まりが感じられます。

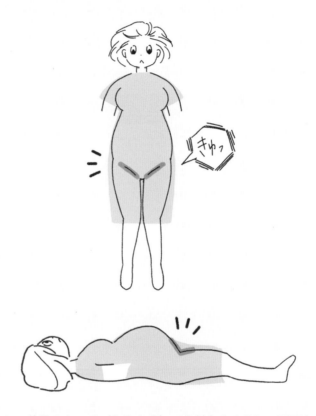

さらに，仙骨のところ（3.2.1 項）でも触れたように，正面から見たお腹の大きさの印象と，後ろから見たお尻の大きさの印象の差も，重要なチェックポイントです。お尻は，股関節を裏から見たものと思ってもいいでしょう。お尻が小さく見える人，お尻の筋肉が締まって固くなっている人は，股関節を締める癖のある人です。股関節をほぐしたり伸ばしたりするほか，お尻をほぐすエクササイズもおすすめです。

- ●【腿上げキック】（⇒ p. 38)
- ●【開脚バウンド】（⇒ p. 47)
- ●【テニスボールの股関節ストレッチ】（⇒ p. 50)
- ●【テニスボールのお尻ほぐし】

  それぞれのエクササイズを行う前に，テニスボールでお尻をほぐして おくと，より効果的です。お尻の筋肉はとても大きく厚いので，ここ が硬くなると股関節や骨盤の動きが悪くなってしまいます。仰向けに 寝て膝を立て，お尻の下にボールを入れ，お尻をボールにぐりぐりこ すりつけて，お尻の筋肉をほぐします。

  こっているな，硬くなっているな，と感じるところを中心に，左右の お尻をそれぞれ3分間くらいかけて，ていねいにほぐしてみてくださ い。それだけで，歩いたときに脚が軽く感じられると思います。

3.2.3 体側ライン

▼
▼ 体のチェックポイント
▼

　体側ラインの筋肉は，縮んでいることがわかりづらいところです。こ こを伸ばすエクササイズをやってみると，「縮んでいたなあ」と実感でき ると思いますし，指導する立場の人にとっては，「縮んでいたのだな」と 相手に自覚してもらうことがとても大切です。

　お腹が大きくなってきたら，伸ばすようにすることをいつも意識し て，スペースをつくっておきましょう。

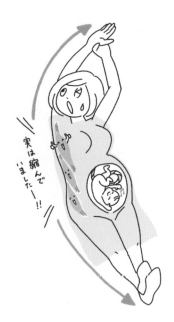

▼
▼ ▼　おすすめエクササイズ

●【体側ストレッチ】（⇒ p. 43）
・寝て行うバージョン：お腹が大きく，重く感じるようになってきたら，
　朝晩，布団の中で行うのを習慣にしましょう。
・座って行うバージョン：妊娠後期に近くなってお腹がかなり大きく
　なってきたら，骨盤まわりのラインをもう一つ伸ばしてスペースを確
　保しましょう。

3.3　妊娠後期：「出口」の準備

　　スムーズに赤ちゃんが出てこられるように，「出口」の準備をしましょ
う。

▼
▼ ▼　体のチェックポイント

　　「坐骨の開き」を確認します。助産師さんなどでしたら，子宮口を直接
触ることで確認できると思いますが，私たちは，触診ではなく，左右の
坐骨の開き具合で——具体的には，【仙骨ストレッチスクワット】を行っ
ている様子を観て（ 動画 で確認してください），会陰周辺の筋肉の伸び

をチェックします。

① お尻を遠くに突き出す動きを後ろから見ます。仙骨が広がり，左右の坐骨がしっかり開いているかチェックしましょう。

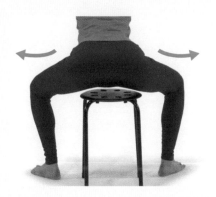

左右にしっかり
開いているかを
チェック！

② 同じ動きを横から見ます。最後まで坐骨がしっかり後ろに突き出せているかをチェックしましょう。会陰周辺の筋肉が縮んでいる人は，最後にお尻が下がってきてしまいます。

▼▼▼ おすすめエクササイズ

● 【テニスボールの会陰ストレッチ】（⇒ p. 9）
中央だけでなく，左右の坐骨のキワもていねいにほぐしましょう。縮んでいる人はかなり痛みがありますが，痛みの強い人ほど縮みが大きいということなので，ぜひやっていただきたいです。体を前後・左右に動かせなくてもいいので，まずはゆっくり体重をボールに乗せてみましょう。

3.4 産後：骨盤は「締める」よりも「立てる」

出産が終わると，ほとんどの人の意識は骨盤を「締める」ことに向きますが，実は，産後の骨盤は，「締める」ことよりも「立てる」ことが大切です。

出産直後は，今まで抱えていた重たいお腹が空っぽになったことにより，一気に重心が後ろにかかり，骨盤も後ろに傾いています。産後のトラブルの多くは，この骨盤の後傾が関係しているものがほとんどです。トラブルごとに，その関係性を見てみましょう。

3.4.1 骨盤の広がり

骨盤を締めてくれるのは「支える筋肉」です。これが産後の広がった子宮や内臓を持ち上げてくれることにより，骨盤は締まってきます。ところが，骨盤が後傾していると，「支える筋肉」のスイッチが入らず，また，腹筋の力も抜けてしまうので，骨盤が広がったままになってしまいます。内臓も下がっているので，尿漏れや痔などにもなりやすく，子宮下垂が回復しづらくなります。

なお，後傾したまま，外から強制的に骨盤を締めると，後傾の癖がとれにくくなるので気をつけましょう（第1章の column 「骨盤ベルトとの付き合い方」も参照）。

1
2
3
4
5

3.4.2 腰　痛

骨盤が後傾すると，常に骨盤に体重がかかってしまいます。また，骨盤が後傾したまま，授乳中など，赤ちゃんを長時間抱っこしていると，仙骨に自分の体重以外の負荷もかかり，腰痛になりやくなります。

腰痛については，第4章で詳しく説明します。

3.4.3 肩こり・首こり

骨盤が後傾すると，バランスをとるために頭が前に出ます。前に出た頭に引っ張られるように首の筋肉が固くなります。また，肩甲骨も吊り上げられているために，動きは悪くなってしまいます。これが，肩や首のこりの原因となります。

3.4.4 腱鞘炎

重い物を持つとき，私たちの体は，背中の大きな筋肉を使うようにできています。

背中の筋肉を使って物を持つためには，肩甲骨を下ろすことで，背中の筋肉と腕の筋肉が連動しますが，骨盤が後傾し，肩甲骨が吊り上がると，背中の筋肉が使えなくなり，腕の細い筋肉と肩で持たなければならなくなります（1.5節の「支える筋肉」の使い方ルールその4を参照）。

頻繁な授乳や抱っこ，搾乳などを，肩を上げたままで行っていると，手首に力が入り，また，親指側にしか力が入らないので，腱鞘炎になり

やすくなります。

3.4.5 メンタルトラブル

体の状態と心の動きには，密接な関係性があります。抱えている問題自体は変わらないのに，体の状態が変わるだけで，考え方や受け取り方が変わってきます。

骨盤が後傾すると，お腹の力が抜けてしまうのですが，お腹の力が抜けると，なんとなく頑張れない，気力が出ない，しんどくて疲れた感じになりやすくなります。

また，頭が前に出ると，胸が縮んでしまうため，息苦しくなり，そこから不安な気持ちになりやすくなります。

骨盤は，後ろに傾くと前が開いてしまいますが，後傾した骨盤を立てると，広がった骨盤の前側も閉じてきますし，後傾してどっかりと体重が乗ってしまっている仙骨も，腰を立てることで重みがかからなくなり，自然と縮んできます。

腰を立てることで，「支える筋肉」のスイッチが入るため，たとえ初めての育児のスタートでいっぱいいっぱいになりがちな産褥期であっても，特別なエクササイズの時間をつくらなくても内臓や子宮が引き上がり，骨盤も自然と締まってきます。

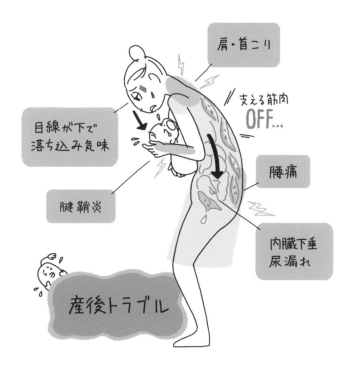

　「骨盤の傾き」を確認します。仰向けになったときの，腸骨と恥骨の高さを観てみましょう。恥骨が高くなっていたら，骨盤がかなり後傾しています。

● 1.5 節の「支える筋肉」の使い方ルールその 1 で紹介した座り方を復習しましょう（⇒ p. 8）。

出産直後から始められる骨盤ケアは，この「座り方」です。骨盤底筋を下にして座りましょう。

「会陰切開の傷が痛む」という訴えは，腰を丸めて座っている人に多いです。腰を後傾させて丸めて座ると傷口に体重がかかって痛みます。腰を立てると，骨盤ではなく，裏腿で座る感じになるため，痛みづらくなります。

腰を立てる座り方は，椅子では簡単にできますが，床や布団の上では骨盤が後傾して丸まりやすくなるため，うまくできません。そのため，授乳をするときは，夜中の授乳以外は，布団の上ではなく，椅子に座って行うことをおすすめしています。腰を立て，壁や背もたれに寄りかかり，胸に赤ちゃんを乗せるようにして授乳すると，背中も丸まらないので，肩こりにもなりづらくなります。

授乳が頻繁な産褥期には，授乳中に腰を立てることのほか，もし余裕があれば，授乳しながらルールその 1 以外の「支える筋肉」の使い方（姿勢，呼吸）を練習するといいでしょう。「支える筋肉」の使い方の練習をしていると，赤ちゃんを抱っこしている腕も楽ですし，安定感のある抱っこと呼吸が赤ちゃんにも安心感を与えます。

● 【壁を使った背筋ストレッチ】（⇒ p. 29）

妊娠中に伸びて緩んだお腹の筋肉，体幹筋は，伸ばすとしっかりして引き締まり，柱のように働いてくれます。このエクササイズは座ってでもできるので，一度にたくさんできなくても，合間合間に行うようにすれば効果があります。

第4章

・・・・・ # 腰痛完全攻略法！

産前・産後トラブルの代表，腰痛。妊産婦さんだけでなく，そのケアに当たる助産師さんや看護師さんたちにも多いですね。

産前・産後であるかどうかにかかわらず，「腰痛」と一言でいっても，タイプもいろいろ，改善方法もさまざまです。それなのに，どこが，どんなときに，どんなふうに痛いかを確認しないで，湿布やサポーターなどを処方するのは，とてもおかしなことだと思っています。

どんな腰痛であっても，原因は，下記の3つしかありません。

・痛いところに体重が乗りすぎている
・痛いところが引っ張られている
・骨盤が固まっている

ここでは，妊娠中に起こりやすい腰痛の種類と，起こりやすい時期，そして，特にケアに当たる方向けに，「どのタイプの腰痛か」を見極めるチェックポイントについて説明していきます。

ただし，体は人それぞれです。紹介したのとは違う時期にその腰痛になることもあります。「この時期だから，この腰痛でしょ？」と決めつけないようにして，よく話を聞き，必ず観察してください。また，エクササイズを行った後にも，エクササイズが効いたかどうか，必ずもう一度確認しておきます。タイプをしっかりと見極め，的確なアプローチができるようになりましょう。

その人になってみる「モデリング」

「腰が痛い」と一言でいっても，その「痛い」には言語化できないさまざまな「痛い」があります。

その人がどんな「痛い」を感じているのかを知ることは，的確なアプローチのためにとても大切です。

その人の状態を知るための方法が「モデリング」, つまり,「まねっこ」です。特に, 腰痛は, その人の体をまねしてみると, どこにどんなふうに負荷がかかるか, どんな種類の痛みなのかが体感でき, 的確な指導につながります。立ち姿勢, 座り姿勢, 歩き方, 痛みの出る動きなど, その人と同じ動きを一緒にやってみてください。

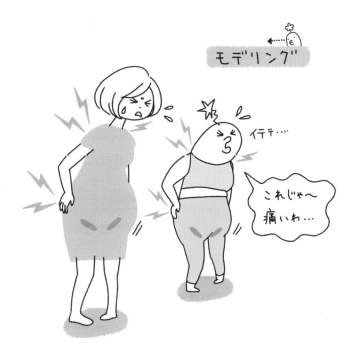

4.1　妊娠初期の腰痛

　妊娠初期には, お尻の真ん中や腰が, 時々, 全体的に痛くなったり, ミシミシしたり, 重だるく感じるような腰痛が多いようです。ぎっくり腰のように動けなくなるような腰痛は, あまり起こりません。

　タイプは, 下記の2つです。

- 骨盤の広がりに伴う腰痛
- 骨盤の傾きによる腰痛

4.1.1　「時々, 腰がミシミシする」

　一つは, 骨盤が広がっていくのに伴う腰痛です。そのため, 継続的には起こらず, 時々痛い, でも気がついたら治っている, ということが多いようです。

普段，足腰を使わないで骨盤が固まっている人や，神経の緊張から仙骨が固まっている人は，骨盤のミシミシ感を感じることが多いようです。

▼▼▼ 体のチェックポイント

後ろから骨盤に手を当て，腹式呼吸をしてもらいます。骨盤まで息が入っているか，呼吸に合わせて骨盤も膨らんだりしぼんだりと動いているかをチェックします。骨盤に息が入らず，動きが感じられないようなら，骨盤を動かすエクサイズをしてみましょう。

▼▼▼ おすすめエクササイズ

● 【仙骨ストレッチスクワット】（⇒ p.34）
骨盤の伸び縮み，広がり／締まりのポイントは，お尻の真ん中，仙骨です。ストレッチスクワットで，固まった骨盤を動かしていきましょう。

4.1.2 「常に腰が重だるい」

もう一つは，骨盤の傾きによる腰痛です。常に腰が重だるいと感じるのはこのタイプです。この時期には，赤ちゃんはまだ小さくても，子宮はどんどん成長していく赤ちゃんのために大きく膨らんでいきます。

また，妊娠経過に伴ってホルモンバランスが変わると，靭帯の柔らかさも変わってきますし，膨らんだ子宮に骨盤は押し広げられ，重みで傾いてきます。

▼▼▼ 体のチェックポイント

仰向けの状態で，骨盤の傾きを観ます。左右の腸骨と恥骨の高さを比べて，恥骨が高くなっているようなら，骨盤が後ろに傾いています。

また，普段の座っている姿勢で後ろから骨盤を観てみましょう。後ろに傾いていたり，お尻の下に手を入れてみて，坐骨が寝ていたりしたら，骨盤が後ろに傾いています。

● 1.5 節で紹介した,「支える筋肉」の使い方をしっかり身につけましょう (⇒ p.7)。

お腹が大きくなる前に,「支える筋肉」の使い方に慣れ, スイッチを入れておきます。

4.2 　妊娠中期の腰痛

4.2.1 「(長く座っていると) 片方のお尻が痛い」

　お腹がずっしりと重くなる妊娠中期以降は, さまざまな腰痛が増えてきます。

　その中の一つ,「片方のお尻が痛い」というタイプの腰痛は, 痛い側のお尻に体重がかかりすぎている, ということで起こります。

　人間の体は, 右前に肝臓, 左後ろに膵臓という, 内臓の位置の関係で, 左のお尻の方に体重が乗りやすくできています。そのため,「片側のお尻が痛い」という場合は, どちらかというと, 左に多いです。

　長時間, 座ったり, 車に乗ったりした後に片側のお尻が痛いのであれば, 間違いなく片側に体重が乗りすぎているといっていいでしょう。体重の乗っている側は, 重みで骨盤も広がりやすくなります。片側が痛いと, そちら側が「悪い」と思われがちですが, 片側のお尻が痛いタイプの腰痛の場合, 反対側よりも, 体重を支えてくれている「頑張っている側」だったり,「子宮が大きくなるのに合わせてちゃんと骨盤が広がっていっている側」だったりします。

　　▽　体のチェックポイント
　▽

　普段の座っている姿勢を後ろから観察します。お尻の下に手を入れてみて, 片側に重みがかかっていたり, 片側の坐骨が寝ていたりしたら, エクササイズで改善しましょう。

● 【テニスボールのお尻ほぐし】（⇒ p.58）

まずは，体重をかけすぎて固くなってしまったお尻の筋肉をほぐします。

腰痛になっていない側の骨盤が広がっていなくて，うまく体重が乗せられず，反対側に乗りすぎている，ということもあります。縮んだお尻の筋肉を伸ばして，体重をかけられるようにするために，痛くない側もほぐしましょう。

● 【テニスボールの坐骨まわりほぐし】

骨盤が寝ていると，体重が乗りやすくなり，負荷がかかりすぎてしまいます。そうすると，「支える筋肉」のスイッチが入りません。

【お尻ほぐし】と同じ要領で，坐骨のまわりの縮んだ筋肉を伸ばして，痛い側の腰を立てましょう。

● 1.5 節の使い方ルールその 1 で紹介した，「支える筋肉」を使った座り方を身につけましょう（⇒ p.8）。

座ったときには，坐骨の寝ている側（痛い側）のお尻のお肉を外にかき出して，坐骨を立てやすくしましょう。

4.2.2 「（長く立っていると）片方の腰が痛い」

　同じ「片側が痛い」腰痛でも，お尻よりもちょっと上，腰の反っているところが痛い，腰が縦にピーンと痛いタイプは，仙腸関節に関係した腰痛です。お尻の真ん中にある仙骨と，両側にある腸骨の角度がずれて起こります。たいていは，真ん中の腸骨は後ろに傾いたまま，片側の腸骨が前に傾いたずれが起こっています。

　このタイプは，先ほどとは逆で，右側に起こることが多いと思います。右前に肝臓，左後ろに膵臓という内臓の位置関係から，その重さの影響で，骨盤は，右は前に傾きやすく，左が後ろに傾きやすいためです。

▼
▼ 体のチェックポイント

　仰向けの状態で，左右の腰の浮きを観てみましょう。痛い側の腰が浮いていたら，腸骨が前に傾きすぎています。

▼ おすすめエクササイズ

● 1.5 節で紹介した「支える筋肉」の使い方ルールをしっかり身につけましょう（⇒ p.7）。

「傾きを直す」のではなくて，やはり，繰り返しお話ししている「支える筋肉」がカギになります。特に，ルールその 6 で行った，壁に背面をつけて踏み込み，首の付け根を伸ばす動きを，仙骨を伸ばすように行うと，効果があります。このとき，胸や肩で持ち上げると，腰が反ってしまうので，ルールその 4 で示した背中の「3 本ライン」の，真ん中のラインを持ち上げる意識で行いましょう。

4.3 　陣痛時の腰痛

　私のところには，長年，たくさんの助産師さんが勉強に来ています。陣痛時の腰痛については，私は実際に立ち会っていないので，その助産師さんたちに現場で試してもらって，よかったと報告を受けていることを紹介します。

　陣痛時の腰痛の原因は，以下の 3 つです。

・痛いところに体重が乗りすぎている

・痛いところが引っ張られている

・骨盤（仙骨）が固まっている

　陣痛のときには，骨盤を前傾させて仙骨に負荷がかからなくした方が，腰の痛みは小さくなります。また，出産に向かって骨盤が広がっていくのは，前ではなく後ろ側，仙骨周辺ですから，前傾することで，仙骨に重さがかからない方が，広がっていく動きもスムーズです。前傾して，膣を下に向ければ，そこが「出口」なわけですから，重力が自然にかかって赤ちゃんも下がりやすくなります。

　痛みがあるのが恥骨など，骨盤の前側の場合でも，理由は，仙骨が伸びていないために前側にお腹の重みが乗っていたり，仙骨が伸びないことで骨盤径が広がらず恥骨が引っ張られていたりすることなので，やはり，仙骨を伸ばすようなアプローチが有効です。

　横になって丸まるような姿勢よりも，椅子などに前向きにもたれかかって，膣を下に向けた姿勢の方が，痛みが少なく，産婦さんの体にも

負荷がかかりません。陣痛の合間に，テニスボールでお尻や骨盤底筋を
ほぐしたり，【仙骨ストレッチスクワット】で仙骨を伸ばしたりするのも
効果的です。

おすすめエクササイズ

● 【テニスボールのお尻ほぐし】（⇒ p.58）
● 【仙骨ストレッチスクワット】（⇒ p.34）

4.4　妊娠後期の腰痛

「恥骨が痛い」

　妊娠後期〜産後に多いのが恥骨痛です。

　「恥骨が痛い」という妊婦さんは，たいてい，お腹が前にせり出してい
て，恥骨にお腹が乗っています。恥骨にお腹が乗っているのは，赤ちゃ
んの収納スペースが足りないから。仙骨が縮んだままだったり，体側ライ
ンの筋肉が縮んでいたりしていると思います。

　よく，「お腹が前に出ていると，赤ちゃんは男の子」といったりします
が，エクササイズや姿勢の改善をすると，お腹の中に赤ちゃんが収納さ
れて，みるみるお腹が引っ込んできます。

　また，出産時の恥骨剥離（恥骨結合離開）も，仙骨の伸びが足りなく
て骨盤径が広がらないために，恥骨側が開いてきて起こるので，妊娠中
によく仙骨を伸ばしておくとよいでしょう。テニスボールを使って，会
陰を伸ばしておきます。赤ちゃんの出口がしっかりと広がっていれば，
恥骨が離れることはないからです。

▼ 体のチェックポイント

　前から見た印象と，後ろから見た印象を比較します。とてもざっくりした観察のように感じるかもしれませんが，現場でとても大きなヒントになることが多いのがこれです。

　3.2 節でもお話ししましたが，前から見たお腹の大きさから後ろを見ると，「あれ？　なんだか妊娠している人とは思えないような小さいお尻だなあ」と思ったら，骨盤の広がり，つまり赤ちゃんの収納スペースが足りないというサインだと思ってください。エクササイズで骨盤や体側を広げ，スペースをつくりましょう。

▼ おすすめエクササイズ

- ●【仙骨ストレッチスクワット】（⇒ p.34）
- ●【体側ストレッチ】（⇒ p.43）
- ●【テニスボールの会陰ストレッチ】（⇒ p.9）

4.5　産後の腰痛

4.5.1 「仙骨が痛い」

　産後の体づくりのところ（3.4 節）でもお話ししましたが，産後の腰痛の原因は，骨盤の後傾です。骨盤が後傾して，仙骨に過重がかかっているために起こります。

　椅子ではなく，布団や床の上に座ると，正座をしても，あぐらをかいても，骨盤は後傾しやすくなります。授乳はできるだけ椅子に座って，腰を立てて行いましょう。

▼ 体のチェックポイント

　「骨盤の傾き」を確認します。仰向けの状態で，腸骨と恥骨の高さを比べてみましょう。恥骨が高くなっていたら，骨盤がかなり後傾しています。普段の座り姿勢を見せてもらうことも大切です。

4.5.2 「恥骨が痛い」

　妊娠中に恥骨に乗っていた赤ちゃんが，すでに外に出ていますから，産後の恥骨痛の理由は，妊娠中のもの（4.4節を参照）とはちょっと違います。

　それは，立つときの体の使い方の癖。恥骨を前に突き出すようにして立つ癖のある人は，恥骨痛になりやすいと思います。

　赤ちゃんを抱っこして立っているときに，恥骨を出して腰骨に赤ちゃんを乗せるようにしている人がいます。恥骨を出しているということは，骨盤は後傾しているわけですから，恥骨だけでなく，仙骨が痛いタイプの腰痛も伴いやすくなります。

　また，猫背で，頭が前に出ている人は，バランスをとるために恥骨を前に出しやすいので，頭を引っ込めて背筋を伸ばしましょう。

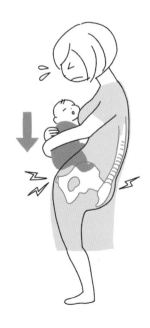

▼ おすすめエクササイズ

● 1.5 節で紹介した「支える筋肉」の使い方ルールをしっかり身につけましょう（⇒ p.7）。

第5章 女性の一生と妊娠・出産

産前・産後に起こる体の変化は，その時期特有のものと思われていますが，実は，大きさは違っても，私たちの人生の中や，生活の中で，日常的に起きているものばかりです。

特に，初めての妊娠・出産では，「初めてだから何も知らない，わからない」という気持ちから来る緊張や不安感が，体のトラブルを増やしていることがよくあります。「これは今までもやってきたこと，これからもやっていくこと」という心構えで妊娠・出産をとらえられるようになると，ゆったりとした気持ちで体の変化を受け入れられるようになります。

この章では，女性の一生と妊娠・出産との共通点について，お話ししたいと思います。

5.1　ヒトとして生きる

女性である前にまず大切なのは，人間，ヒトらしい体の使い方です。

私たちの取り組む体づくりでは，健康で不調のない体というだけでなく，たとえば，消化器なら，食べたものを消化する，生殖器なら，元気な赤ちゃんをトラブルなく妊娠・出産するなど，生まれ持っている体の機能を十分に発揮できる体をつくりたいと考えています。

その基礎になっているのが，「ヒトとして生きる体」「人間らしく体を使う」という考え方です。

ヒトとして，人間らしく体を使うとは，2本足で生活をする，ということです。もともと私たち人間の体は，4本足仕様のものを無理やり2本足で使っているのです。そのため，2本足で生活できるようになるのに，生まれてから1年以上かかりますし，熱が出たりなど，ちょっと不調になると，もう2本足で立てなくなったりもしますし，高齢になって筋力が落ちてくると，杖をつかなければ2本足で立てなくなることもあります。

2本足で生きるのを大変にしている一番の要因は，「重力」です。地球

上にいる限り，常に地球に引っ張られています。普段，当たり前に思い，使っている私たちの体ですが，4本足仕様の体を2本足で，それもてっぺんに頭というとても重たいものを乗せて，常に重力に引っ張られながらそれを維持して生きていくというのは，曲芸に近いことなのです。

　そして，ここでいう「人間らしく」とは，単に2本足で立てるようになるということではありません。

　4本足仕様の体をヒトとして使うために，頭や，骨盤など，体の各部をそれぞれ所定の位置に置き，そうすることで，スムーズに2本足で立てるようになります。重たい頭も，かかと・足首・脚の骨が縦に並び，その上に骨盤が傾かずにしっかりと立ち，その上に背骨がほんのりと緩いカーブを持って伸び，そしてその上に乗ることで支えられ，立つことができます。

　生まれたときには丸っこかった赤ちゃんの足の裏が，つかまり立ちをすることで，体を支えられるようにしっかりとしてきて，その上に骨盤や背骨，頭が乗せられるようになったときに，「立てた！」という状態がやってきます。特に，赤ちゃんは頭が大きいですから，「なんとなく立てる」ということはなく，このようにちゃんと積み上げなければ，立って歩くことはできません。

　頭や骨盤などを所定の位置に置いて立つことができると，内臓や筋肉も，一番機能しやすい位置に配置することができます。血行もよく，内臓が下がったり圧迫されたりすることもなく，腹背筋や脚の筋肉も自然と使えるようになり，手足も自由に動かせます。

　しっかりと背骨の上に頭が乗っていることで，脳の血行はよくなり，神経の束である背骨がのびやかだと，脳から体の各部への伝達もスムーズです。ほかの動物たちと人間の知能がこんなに違うのは，この人間特有の体の使い方にあるのではないかと，私は感じています。

　私は，人間らしく体を使える姿勢が「よい姿勢」だと思います。私のところにはさまざまな不調を持った人が来ますが，この姿勢を日常でできるようになるだけで，肉体的な問題でも，メンタルの問題でも，ほとんどの不調は改善されてしまうのです。

　ところが，問題なのは，頭の大きな赤ちゃんの時期は，そうしなければ立てないので，この立ち方をするしかないのですが，体が成長して大きくなってくると，頭の位置がずれたり，骨盤が傾いたり，背骨が伸びなくても，「なんとなく立つ」ことができるようになってしまうという点

です。

　先述のように，地球上に生きている限り，常に重力に引っ張られているわけですから，長く生きていればいるほど，体はたわみやすく，体の各部も位置変動を起こしやすくなります。特に，現代社会では，日常の運動量の低下や慢性的な運動不足，腰や背中を丸めた姿勢でのスマートフォンの利用時間がどんどん長くなっていることなどにより，この人間らしい体の使い方ができない若い人たちが急増しています。

　頭や背骨が所定の位置でないところにある状態で立つと，腹背筋や脚の筋肉がうまく使えなくなり，内臓が下がったり，圧迫されたり，血行不良を起こすようになってしまいます。

　背中が丸まって頭が前に出ると，脳内の血行が悪くなったり，神経の伝達が滞ったりもします。背中が丸まると，胸部が縮むため，呼吸がしづらくなり，そこから不安感を持ちやすくなることもあります。

　たとえば，卵巣機能がよくない人の多くは，2本足で立つことはできていても，頭が前に出て，背骨の上に乗っていないため，骨盤が傾き，股関節を締めて体を支えていて，そのために卵巣の血行が悪くなっています。

　また，不調にまでは至っていなかった人でも，妊娠して赤ちゃんをお腹で支えるようになると，まだまだ小さい初期のうちから支えられずに不調につながっているというケースがよくあります。

　健やかな産前・産後のための体づくりは，妊娠前の，普段の生活から始まっていて，そしてそれは産後の暮らしだけでなく，その後の人生，高齢になるまでつながっているのです。

　この本で紹介している，赤ちゃんや骨盤，内臓を支える筋肉の使い方とは，人間らしい体の使い方です。どの世代の人の，どんな不調でも，まずはここからスタートしてください。

5.2　人生という「道」を意識する

　体を考えるときに大切なのは，時間軸です。

　時間は1本の道です。過去が今に続き，今が未来に続いています。「はじめに」でもお話ししたとおり，体は使い方でできていますから，今の体は今までの使い方でできているし，未来の体は今の使い方でつくられていきます。

　妊娠・出産では，特にその感覚が大切です。毎月の生理（月経）があ

るから，妊娠につながる。そして生理と妊娠の間には性交がある。性交の前には，パートナーとの出会いがある。妊娠期間があって，出産があり，子育てが始まる。つまり，生理 → パートナーとの出会い → 性交 → 妊娠 → 出産 → 子育てというのは，1本の道の上につながっているのです。とても当たり前のことのようですが，現実はそれがバラバラになっていることがとても多いです。妊娠したい，といっても，生理はただ「嫌なもの」として目を向けようとしなかったり，ないがしろにしていたり，性交の後につながる妊娠・出産・子育てを考えていなかったり，妊娠することだけを追い求めて，産後の子育てのことを考えていなかったり。

　人生という1本の線ではなく，これら一つ一つのことを点でしかとらえていないために，トラブルが起こっている，ということがよくあります。

column　曲線的な体と思考

　女性の生殖器の特性を図形でたとえると，曲線や丸だな，と私はよく思います。それに，体が曲線的になり，丸みを帯びてくると，生殖器が成熟したしるしとして，初潮がやってきますよね。

　セミナーやワークショップに参加してくださった方から，「『支える筋肉』はまっすぐに（1列に）並べる，とのことですが，直線的に，ということですか」と質問されたことがありますが，見た目や感覚的に「まっすぐ」にしても，骨や筋肉は自然な曲線を描いているのです。

　私たちの体には，大きく分けて，「支える」仕事をするところと，「動く」仕事をするところがありますが，支える仕事をちゃんとしてもらえると，動くところはとても自由になり，柔らかく動くことができるようになります。この本で紹介した方法を実践すると，「背筋は伸びているけれど，体は力が抜けてふんわりした感じ」になります。

　逆に，動く仕事をするところで支えようとすると，固まった直線的な感じになってしまうのです。

　体つきだけでなく，思考も関係があるように感じています。

　「正しいことしか受け入れない！」「妊娠しなきゃ，幸せになれない」といった柔軟性のない思考に偏りすぎると，体も直線的になり，生殖器もトラブルが起こることが多いのです。

5.3 生理周期と産前・産後の共通点

　生理に向かう体の動きと，出産に向かう体の動きはよく似ています。

　生理がスムーズな体には，産前・産後のトラブルも少ないようです。毎月の生理を妊娠・出産のお稽古ととらえ，気持ちのよい生理を迎える練習をすれば，妊娠・出産はより快適なものになるでしょう。

　そして，毎月の生理と妊娠の間にある性生活。心地よいオーガズムのある性交ができる体にも，生理や産前・産後が快適な体との共通点がたくさんあります。生理・性交・出産は，1本の道の上につながっているのだということを，たくさんの人の体を観ている中で感じます。

5.4 生理周期を使った体づくり

5.4.1 骨盤内の血行をよくする

　生理周期や生殖器に限らず，体を元気にしたいと思うなら，血行をよくすることが基本です。

　不調のあるところは，重心のかけ方や，運動量，使い方などによって，血行が悪くなっているところです。特に，生殖器は血行がとても大きなカギとなっている器官です。

　そして，女性と男性の生殖器の大きな違いは，女性は体の中にあり，男性は体の外にあるということです。女性の生殖器は骨盤の中にあるので，骨盤内の血行をよくすることが大切です。そのポイントは，下記のとおりです。

1）座り方

　骨盤内の血行不良が起こりやすいのは，座った姿勢です。

　腰を丸めて座ると，骨盤内の筋肉が縮み，「支える筋肉」のスイッチも抜けて内臓が下垂し，生殖器を圧迫して，血行不良になりやすくなります。骨盤底筋を下に敷き，腰を立てて座る習慣をつけましょう（1.5 節の使い方ルールその1を参照）。

2）歩き方

　骨盤内の筋肉の運動は，歩くことが基本です。どのくらい歩くかよりも，歩き方が大切です。

　頭を前に出して歩くと，頭の重心移動で歩けてしまうので，足腰をほ

とんど使わずに済んでしまいます。家の中にいるときでも，背筋を伸ばし，頭を背骨の上に乗せ，いつも後ろ足に重心があるように意識して歩けば，わざわざウォーキングに出かけたりしなくても，十分な運動量になります（1.6.2項を参照）。

5.4.2 まずは卵巣を元気に

女性の体には，卵巣と子宮という2つの生殖器があります。

生理というと子宮の方に意識が向きがちですが，実は，主役は卵巣です。卵巣が排卵するから，生理の必要が出てくるし，生理をコントロールしている女性ホルモン（プロゲステロン）は卵巣から分泌されています。子宮は閉経してさえいなければ，生理によって毎月，内膜をつくり直せますが，卵巣は私たちが生まれてきたときからすでに備えていた卵子を排卵するのみで，増やすことはできません。生理周期をスムーズにしたければ，まずは卵巣を元気にすること。これは，妊活も同じです。

卵巣を元気にするポイントは，股関節です。経血が減ってきたら，次の排卵に向けて，股関節まわりの動きや血行をよくするエクササイズを行いましょう。

> ### おすすめエクササイズ
>
> ● 【テニスボールの股関節ストレッチ】（⇒ p.50）
> ● 【腿上げキック】（⇒ p.38）
> ● 【開脚バウンド】（⇒ p.47）

5.4.3 生理前と出産前の体の共通点

生理前の体の動きと，出産前の陣痛が来ているときの体の動きは，とても似ています。どちらもホルモンの働きで骨盤まわりの靭帯が緩んできて，骨盤が緩み，仙骨が伸びてきます。

月経前症候群（PMS）が強いときと，陣痛が弱い，子宮口が開かない体はどちらも，仙骨が固く，緊張しています。また，仙骨は副交感神経が出ているところですから，固く緊張していると，副交感神経がうまく働かず，体が緩みにくくなります。

PMSの改善には，仙骨を伸ばすエクササイズがとても有効です。そして，毎月の生理前に仙骨が伸びるように練習しておけば，出産時にも進

みがスムーズになります。

▼▼ おすすめエクササイズ

● 【仙骨ストレッチスクワット】（⇒p.34）

5.4.4 生理痛と出産の関係

　生理痛の強い体と，陣痛が来ているのにお産がなかなか進まない体の共通点は，骨盤の後傾です。骨盤が後傾しているということは，中にある生殖器も後傾しているということになります。子宮を「出口のある大きな袋」と考えたら，出口を下に向けてさえいれば，重力で自然と中のものは出やすくなりますが，骨盤が後傾していると，出口は横を向いてしまうので，重力の力を借りることができません。

　生理痛は，子宮の中に溜まった経血を排泄するために，子宮が収縮して押し出そうとしてくれて起こるものなので，出口を下に向けてスムーズに排泄すれば，その必要がなくなり，自然と治まります。

　陣痛がつらい産婦さんには，骨盤が後傾している人が多いようです。バランスボールや，椅子などに前向きでもたれかかる姿勢をとると楽になることが多いのは，骨盤が立って，出口が下になる姿勢だからです。

　エクササイズで骨盤の後傾を改善し，生理痛のないスムーズな経血の排泄ができるようになることは，たとえ初産でも陣痛に苦しまずスムーズに進む出産のための準備になります。

▼▼ おすすめエクササイズ

● 【テニスボールの会陰ストレッチ】（⇒p.9）
　会陰が伸びると骨盤底部が安定し，骨盤が後傾しづらくなります。また，骨盤底部が広がると，骨盤内の血行もよくなります。

column 生理と性交と出産の共通点

　生理と性交時のオーガズムと出産には，共通の体の動きがあります。

　それは，骨盤と子宮の拡縮です。骨盤や子宮の拡縮がスムーズだと，この3つはどれも快感になり，固まって拡縮できないと，痛みに感じます。

　「生理が快感？　そんなわけない！」と思われるかもしれませんが，骨盤や子宮がのびやかに広がったときの生理には，何ともいえない幸福感があります。

　私はもう閉経しましたが，生理が得意（？）で，毎月，生理の初日の数時間，「何もいらない，何もかもが幸せ」と感じる時間がありました。そしてそれはいい性交をして，オーガズムを迎えた後と同じ感じでした。残念ながら私は帝王切開で出産したので，出産時にその快感を味わう経験はできませんでしたが，「産んだ後にまたすぐ産みたいと思うほど気持ちがよかった」という人の体を観てみると，やはり私と同じタイプ（骨盤や子宮の拡縮がスムーズにいくタイプ）の体でした。

　毎月の生理というチャンスを利用して体づくりをすれば，苦痛を快感に変えることができるのです。

索 引
index

*太字：エクササイズ名（赤字：動画 QR コードあり）

著者紹介

■奥谷まゆみ（おくたに）

からだクリエイトきらくかん*主宰。整体トレーナー。
施術ではなく，それぞれの人の体を観て，自身が考案した各種エクササイズを指導するスタイルの「からだレッスン」で，老若男女の体づくりをサポート。
1994年より整体師として活動を始め，1998年に「整体指導・きらくかん」（後の「からだクリエイトきらくかん」）を開業。首都圏を中心にレッスンスタジオを展開，および，全国でワークショップ，出張講座などを開催。
『おんなみち～幸せ体質のつくりかた』（2008，エンターブレイン），『新・新・お産本』（2012，自費出版），『ランラン☆卒卵～更年期を楽しもう～』（2014，同），『ベビ待ちさんが妊娠するための股関節＆ときめきエクササイズ』（2015，ブルーロータスパブリッシング），『Dr. クロワッサン 座り方を変えるだけで，不調は治る！』（2016，マガジンハウスムック）など，著書多数。

＊：2022年に「奥谷まゆみ KARADA レッスンスタジオ」に改称。
https://www.kiraku-kan.com/

〈ウィメンズヘルスケア・サポートブック〉
女性の一生に丸ごと活かせる（じょせい いっしょう まるごと い）
体づくりで変わる産前・産後（からだ か さんぜん さんご）
マイナートラブルを改善するセルフトレーニングと指導（かいぜん しどう）

2020年6月25日　第1版第1刷発行	〈検印省略〉
2024年3月10日　第1版第3刷発行	

著　者　奥谷まゆみ（おくたに）

発　行　株式会社 日本看護協会出版会
　　　　〒150-0001　東京都渋谷区神宮前 5-8-2　日本看護協会ビル4階
　　　　〈注文・問合せ／書店窓口〉TEL / 0436-23-3271　FAX / 0436-23-3272
　　　　〈編集〉TEL / 03-5319-7171
　　　　https://www.jnapc.co.jp

イラスト　　大野友湖

実演・モデル　保土沢みえ

装　丁　安孫子正浩

印　刷　三報社印刷株式会社

©2020　Printed in Japan　ISBN978-4-8180-2272-0